W. Distler und A. Riehn

Notfälle in Gynäkologie und Geburtshilfe

Springer
Berlin
Heidelberg
New York
Barcelona
Hongkong
London
Mailand
Paris
Singapur
Tokio

Wolfgang Distler
Axel Riehn

Notfälle in Gynäkologie und Geburtshilfe

Mit 55 Abbildungen und 10 Tabellen

Springer

Prof. Dr. med. Wolfgang Distler
Priv.-Doz. Dr. med. Axel Riehn

Klinik und Poliklinik
für Frauenheilkunde und Geburtshilfe
Universitätsklinikum Carl Gustav Carus
an der Technischen Universität Dresden
Fetscherstraße 74
D-01307 Dresden

ISBN 3-540-67852-2 Springer-Verlag Berlin Heidelberg New York

Die Deutsche Bibliothek – CIP-Einheitsaufnahme
Distler, Wolfgang: Notfälle in Gynäkologie und Geburtshilfe/
Wolfgang Distler; Axel Riehn. – Berlin; Heidelberg; New York; Barcelona;
Hongkong; London; Mailand; Paris; Singapur; Tokio: Springer, 2001
ISBN 3-540-67852-2

Springer-Verlag Berlin Heidelberg New York
ist ein Unternehmen der BertelsmannSpringer Science + Business Media GmbH

http://www.springer.de

Umschlaggestaltung: de'blik, Berlin
Lektorat: Dr. A. Zimpelmann, Heidelberg
Herstellung, Gestaltung und Satzarbeiten: B. Wieland, Heidelberg
Zeichnungen: R. Henkel, Heidelberg
Druck- und Bindearbeiten: Druckhaus Beltz, Hemsbach

SPIN 10760123 22/3130 – 5 4 3 2 1 0
Gedruckt auf säurefreiem Papier

Vorwort

Ein Notfall bedeutet die akute Gefährdung vitaler Funktionen, so dass unverzüglich ärztliche Hilfe notwendig ist. Dabei wird die Elementargefährdung durch überwiegend symptombezogene Sofortmaßnahmen bekämpft. Oft erst nach Überwindung der lebensbedrohlichen Situation und nach diagnostischen Überlegungen kommen spezifische gynäkologisch-geburtshilfliche Maßnahmen zum Tragen. Zudem hat der geburtshilfliche Notfall häufig die Besonderheit, dass das ungeborene Kind im Vordergrund der ärztlichen Bemühungen stehen muss.

Bei allen Notfällen spielt der Faktor Zeit eine große Rolle. In Folge dessen muss der Arzt in der Lage sein, unverzüglich und zielsicher zu handeln. Das vorliegende Taschenbuch soll dabei als immer griffbereite Informations- und Entscheidungshilfe dienen. Aus diesen Gründen wurden die einzelnen Kapitel und Abschnitte schematisch strukturiert und in stichwortartigem Charakter geschrieben. Auf die Darstellung pathophysiologischer Zusammenhänge und Überlegungen zur Auswahl der jeweils geeignetsten Therapie wurde bewusst verzichtet. Unsere Therapieempfehlungen dürfen jedoch nicht als immer gültiger Standard aufgefasst werden, der blind einzuhalten ist. Vielmehr muss der behandelnde Arzt nach Erfahrung und Können den Notfall individuell handhaben und die therapeutischen Maßnahmen entsprechend der Gesamtsitutation umsetzen.

Unser Dank gilt allen, die an der Fertigstellung des Buches beteiligt waren: den verantwortlichen Mitarbeitern des Springer Verlags, besonders Frau Dr. Annette Zimpelmann, den Kolleginnen Frau Prof. Dr. Thea Koch und Frau Dr. Edeltraud Kurt sowie Frau Pia Schlimper für die außerordentliche Hilfe bei der Manuskripterstellung.

Dresden, Frühjahr 2001

W. Distler
A. Riehn

Inhaltsverzeichnis

Abkürzungsverzeichnis

AF	Atemfrequenz/Min.
Amp.	Ampulle
AP	Alkalische Phosphatase
AT III	Antithrombin III
BB	Blutbild
BE	Beckeneingang, base excess (Basenüberschuss)
BEL	Beckenendlage
BIP	Biparietaler Durchmesser
BGA	Blutgasanalyse
bpm	beats per minutes (fetale Herzfrequenz Schläge/Min.)
BSG	Blutsenkungsgeschwindigkeit
BZ	Blutzucker
Charr	Charrière, Maßeinheit für Durchmesser (1 Charr entspricht $^1/_3$ mm)
CK	Kreatinkinase
CKMB	Kreatinkinase, Isoenzym
CRP	C-reaktives Protein
CT	Computertomografie
CTG	Kardiotokografie
DD	Differentialdiagnose
DIP	Dezeleration der fetalen Herzfrequenz
DR	Dammriss
EEG	Elektroenzephalogramm
EK	Erythrozytenkonzentrat
EKG	Elektrokardiogramm
EU	Extrauteringravidität
EW	Eiweiß
FFP	fresh frozen plasma

FHF	Fetale Herzfrequenz
FRO	Frontookzipitaler Durchmesser
FSP	Fibrin-/Fibrinogen-Spaltprodukte
G	Gauche (Injektionsnadeldurchmesser)
GOT	Glutamat-Oxalacetat-Transaminase
GPT	Glutamat-Pyruvat-Transaminase
h	Stunde
Hb	Hämoglobin
HbF	Fetales Hämoglobin
HBDH	2-Hydroxybutyrat-Dehydrogenase
HDM	Herzdruckmassage
HF	Herzfrequenz
HIV	human immunodeficiency virus
Hkt	Hämatokrit
IE	Internationale Einheiten
i.m.	intramuskulär
i.U.	im Urin
i.v.	intravenös
ICR	Interkostalraum
kgKG	Kilogramm Körpergewicht
KSE	Kopfschwartenelektrode
l	Liter
LA	Lokalanästhesie
LDH	Laktat-Dehydrogenase
Lsg.	Infusionslösung
LSR	Lues-Such-Reaktion
MAP	Mittlerer arterieller Druck
Min.	Minute
Mio.	Million
MM	Muttermund
MRT	Magnetresonanztomografie
NA	Nabelarterie
PDA	Periduralanästhesie
PG	Prostaglandin
p.o.	per os
PTT	Partielle Thromboplastinzeit
PTZ	Plasmathrombinzeit
QF	Querfinger

RR	Blutdruck
s.c.	subkutan
Sek.	Sekunde
SL	Schädellage
s.o.	siehe oben
SST	Schwangerschaftstest
SSW	Schwangerschaftswoche
TRQ	Thoraxquerdurchmesser
U	Units (Einheiten)
US	Ultraschall
V.a.	Verdacht auf
VE	Vakuumextraktion
VT	Vorangehender Teil
z.A.	zum Ausschluss
ZVD	Zentraler Venendruck
ZVK	Zentraler Venenkatheter

KAPITEL 1 Akute Notfälle

1.1 Schock

Definition

Schock ist ein Sammelbegriff unter dem Zustände von lebensbedrohlichem Kreislaufversagen zusammengefasst werden. Im Schock kommt es zur ungenügenden Gewebeperfusion mit nachfolgender hypoxisch-metabolischer Schädigung auf zellulärer Ebene.

Man unterscheidet folgende Schockformen:
- Volumenmangelschock: Blut-, Elektrolyt-, Wasserdefizit.
- Septischer Schock: Einschwemmung von Bakterientoxinen.
- Anaphylaktischer Schock: Schwere, generalisierte Antigen-Antikörper-Reaktion.
- Kardiogener Schock: Akute Verminderung der Förderleistung oder Füllungsbehinderung des Herzens infolge Kreislaufobstruktion.

1.1.1 Volumenmangelschock

Ursache

Als Ursachen werden unterschieden:
- Abort, Extrauteringravidität, Plazenta praevia, vorzeitige Plazentalösung, Uterusruptur, Rissverletzungen sub partu, atonische Nachblutung.
- Karzinomblutung, Uterusperforation, Verletzungen im Genitalbereich.
- Wasser- und Elektrolytverlust bei Ileus, Peritonitis und Hyperemesis.

Klinik

Kalter Schweiß, Blässe, Zyanose, Kältezittern, Tachykardie, Pulsus celer et parvus (RRsyst. < 90 mmHg, Puls > 100/Min.), plötzlicher Blutdruckabfall > 40 mmHg, Tachypnoe, Unruhe, Angst, Verwirrtheit, kalte Extremität (Zentralisation), kollabierte Halsvenen (DD zum kardiogenen Schock), Oligurie (< 20 ml/h).

Sofortmaßnahmen:

- RR und Puls,
- Lagerung flach, Beine hoch (30°, Autotransfusion),
- stabile Seitenlagerung bei Erbrechen oder Bewusstlosigkeit,
- Sauerstoffzufuhr: Maske, Nasensonde, Guedel-, Safar-Tubus, Intubation und Beatmung (s. Kap. 2.1),
- Blutstillung, wenn möglich (Tamponade, Abdrücken von Gefäßen),
- Venöse Zugänge, 2–3 großlumige periphere Verweilkanülen,
- Blutverlust abschätzen (Tabelle 1.1),
- Volumenersatz, zügig und in ausreichender Menge,
- Blutverlust <500 ml: Kristalloide Infusionslösungen
  - Elektrolyt-Lsg. (Tutofusin®): max. 40 ml/kg KG/24 h, entspricht 2800 ml/70 kg KG,
  - Ringer-Laktat-Lsg. (Sterofundin®): max. 30 ml/kg KG/24 h, entspricht 2100 ml/70 kg KG,
- Blutverlust 500–1000 ml: Kolloidale Plasmaersatzlösungen
  - 10 % Hydroxyäthylstärke 200 (HAES-steril® 10 %): max. 20 ml/kg KG/24 h, entspricht 1400 ml/70 kg KG,
  - 6 % Dextran 60 (Macrodex®): max. 1,5 g/kg KG/24 h, entspricht 1500 ml/70 kg KG, zur Prophylaxe anaphylaktischer Reaktionen Vorinjektion von 20 ml Promit® i. v.,
- Bluttransfusion bei >1500 ml Blutverlust (>30 % des Gesamtvolumens),
- Wärmeverlust vermeiden.

Tabelle 1.1. Schweregrad des Volumenmangels

Blutverlust in ml	Blutvolumen in %	Klinik
0–500	0–10	Keine
500–1200	10–25	Tachykardie, abfallender RR, periphere Vasokonstriktion
1200–1500	25–35	Puls > 100/Min., RRsyst. < 90 mmHg, Blässe, Zyanose, kalter Schweiß, Unruhe
1800–2500	35–50	Puls > 120/Min., RRsyst. < 60 mmHg, Zentralisation, Zyanose, Apathie, Somnolenz, Bewusstlosigkeit

Diagnostik und Überwachung

Folgende Diagnostik und Überwachungsmaßnahmen sind indiziert:

- RR, Pulsoxymetrie, Atemfrequenz,
- EKG (s. Abb. 2.4),
- ZVK, ZVD > 4 cm H_2O notwendig (s. Kap. 2.2, 2.3),
- Röntgen-Thorax,
- BGA, arteriell (s. Kap. 2.4),
- MAP > 70 mmHg notwendig,
- Bilanzierung Ein- und Ausfuhr, Diurese > 40 ml/h erforderlich,
- Körpertemperatur,
- Labor: BB, CRP, Blutgruppe, Kreuzprobe, Gerinnungsstatus (Quick, PTT, PTZ, Thrombozyten, Fibrinogen, FSP, D-Dimere, AT III, Faktoren V, VIII, IX, X, XII, XIII), Elektrolyte, Harnstoff, Kreatinin, BZ, CK, CKMB, GOT, GPT, LDH, HBDH, α-Amylase, Lipase, Laktat,
- klinische und technische Untersuchungen zur Klärung der Blutungsursache (US, CT, MRT) und bei
- Schwangerschaft: CTG, US.

Tabelle 1.2. Differentialdiagnose der Verlust- und Verbrauchskoagulopathie

Diagnose	Verlustkoagulopathie	Verbrauchskoagulopathie (disseminierte intravasale Gerinnung)
Definition	Verlust von Gerinnungsfaktoren bei Blutverlust >1500 ml	Verbrauch von Gerinnungsfaktoren und Thrombozyten durch Einschwemmung gerinnungsaktiver Substanzen
Ursachen	Atonische Nachblutung, Placenta praevia, Uterusruptur, Karzinomblutung, Genitaltrauma	Prä-/Eklampsie, HELLP-Syndrom, vorzeitige Plazentalösung, intrauteriner Fruchttod, septischer Schock, Fruchtwasserembolie
Labor	Hb <8,5 g/dl entspricht 5,2 mmol/l, PTT ↑, PTZ normal, Thrombozyten <50 000/μl, Reptilasezeit normal, Fibrinogen <100 mg/dl, AT III <70 %	BB (Linksverschiebung, Retikulozyten), PTT ↑, PTZ ↑, *Thrombozyten <100 000/μl, *Quick <70 %, *Fibrinogen <300 mg/dl, *AT III <80%, Faktor V <50%, D-Dimere >600 ng/ml,* FSP >40 mg/l
Therapie	EK+FFP im Verhältnis 2:1, Thrombozytenkonzentrate, Substitution der Gerinnungsfaktoren und von AT III, kein Heparin solange erhöhte Blutungsneigung!	EK, FFP, Thrombozytenkonzentrate, kristalloide Infusions-Lsg. (insbesondere bei Fieber), Substitution der Gerinnungsfaktoren und von AT III, Heparin 300–800 IE/h i.v. über Perfusor (AT III >70%)

* DIG-Score: Drei Parameter pathologisch bedeuten eine manifeste Verbrauchskoagulopathie!

Therapie

Die Therapie beinhaltet folgende Maßnahmen:

- Sicherung der Vitalfunktionen (s. Kap. 2.1),
- Kreislaufstabilisierung durch Volumenersatz (ZDV 8–10 cm H_2O),
- Beseitigung der Verlust- oder Verbrauchskoagulopathie (Tabelle 1.2):
  - Erykonzentrate bei Blutverlust >30% Gesamtvolumen (Tabelle 1.1). Bei nicht bekannter Blutgruppe EK mit Blutgruppe 0 rh-negativ verwenden!

! **Durch 1 EK Anhebung des Hb um 1 g/dl.**

  - FFP bei massivem Blutverlust (>3 Liter/30 Min.) und Verlustkoagulopathie (Tabelle 1.2). FFP ist kein Volumenersatz. Bei nicht bekannter Blutgruppe FFP mit Blutgruppe AB verwenden!

! **2–3 EK auf jeweils 1 FFP bei Massivtransfusion.**

  - Balancierte Substitution der Gerinnungsfaktoren (Verlustkoagulopathie),
  - Thrombozytenkonzentrate bei Blutung und Thrombopenie <50 000/µl,
- Sedierung bei motorischer Unruhe: Diazepam (Valium®, Faustan®) 2,5–5 mg i. v.,
- Analgesie bei Schmerzen: Piritramid (Dipidolor®) 3,75–7,5 mg i. v. (Atemdepression!),
- Korrektur von Elektrolytstörungen und metabolischer Azidose: Bedarf von $NaHCO_3$ 8,4% in ml entspricht dem neg. BE × 0,3 × kgKG. Fortlaufende Kontrollen von Säure-Basen-Haushalt und Elektrolyten notwendig!
- Hypothermie (Körpertemperatur <35 °C vermeiden).

1.1.2 Septischer Schock

Ursache

Die häufigsten Ursachen eines septischen Schocks sind:
- Septischer Abort,
- Amnioninfektionssyndrom,
- toxisches Schock-Syndrom,
- Adnexitis,
- Pelveoperitonitis,
- Urosepsis und
- Katheterinfektion.

! **Volumenmangel (intravasaler Plasmaverlust, Vasodilataion), Gerinnungsstörung (disseminierte intravasale Gerinnung) und Multiorganversagen (Lunge, Niere, Leber) sind zu verhindern.**

Klinik

Die Klinik zeigt zwei Phasen:
- *Hyperdyname Frühphase:* Warme, trockene Haut, Fieber >39 °C, Schüttelfrost, Tachykardie, Unruhe, Haut- und Schleimhautblutungen, gastrointestinale Blutungen, Ikterus und Oligurie.
- *Hypodyname Spätphase:* s. Kap. 1.1.1, Klinik.

Sofortmaßnahmen:

- RR und Puls,
- Lagerung flach, Beine hoch (30°, Autotransfusion),
- Sauerstoffzufuhr: Maske, Nasensonde, Intubation und Beatmung (s. Kap. 2.1),
- Venöse Zugänge, 2–3 großlumige periphere Verweilkanülen und
- Volumenersatz (s. Kap. 1.1.1, Sofortmaßnahmen).

Diagnostik und Überwachung

Diagnostik und Überwachung entsprechen Kap. 1.1.1.
Folgende zusätzliche Maßnahmen sind indiziert:

- Klinische und technische Untersuchungen zur Klärung des Sepsisherdes (US, CT, MRT),
- Materialgewinnung für Erregerkultur,
- Materialgewinnung für Schnelltests zum Antigennachweis (E. coli, Pneumo-, Meningo-, B-Streptokokken, Hämophilus influencae, Candida albicans, Cryptococcus neoformans, Legionella),
- Blutabnahmen für Infektionsserologie und
- Abnahmen für Blutkulturen, 2–3 Abnahmen bei Fieberanstieg und Schüttelfrost.

Therapie

Folgende therapeutische Maßnahmen sind durchzuführen:

- Weiterer Volumenersatz (s. Kap. 1.1.1, Sofortmaßnahmen), 500 ml kristalloide Infusionslösung zusätzlich pro 1°C Fieber,
- ZVK, ZVD (s. Kap. 2.2, 2.3),
- Heparinisierung: 300–800 IE/h i.v. über Perfusor bei Verbrauchskoagulopathie, wenn AT III >70 %. PTT-Kontrollen!
- AT III <70 %: AT III-Konzentrat (Kybernin HS®) 1000–2000 IE i.v. initial, dann zielgerichtet nach Laborkontrollen alle 2–4 h,
- FFP bei Verbrauchskoagulopathie (s. Tabelle 1.2),
- Thrombozytenkonzentrate bei Blutung und Thrombopenie <50 000/µl,
- wenn trotz Volumenzufuhr keine Kreislaufstabilisierung und ausreichende Organperfusion: Dopamin (Dopamin®) 2–10 µg/kg KG/Min. i.v. in Kombination mit Dobutamin (Dobutrex®) 2–12 µg/kg KG/Min. i.v.,
- Ausgleich einer metabolischen Azidose (s. Kap. 1.1.1, Therapie),
- Prophylaxe des Nierenversagens und bei Oligurie (<20 ml/h): Mannit (Mannit-Lsg.® 20 %), Furosemid (Lasix®) bis 1500 mg/24 h i.v. (s. Kap. 1.4),

- Operation oder großzügige Drainierung zur Herdsanierung nach Kreislaufstabilisierung und Therapie der Verbrauchskoagulopathie,
- physikalische und medikamentöse Temperatursenkung (Paracetamol, Acetylsalicylsäure) bei Körpertemperatur >39°C,
- Antibiotika: Initialtherapie sofort und breit, nach Erregerisolierung gezielt!
  - Genese unklar: Cephalosporin II/III + Piperacillin + Aminoglykosid,
  - Urosepsis: Cephalosporin III + Aminoglykosid,
  - post partum: Cephalosporin III + Clindamycin,
  - Wundinfektion: Cephalosporin II + Aminoglykosid,
  - Peritonitis: Cephalosporin III + Metronidazol + Aminoglykosid.

1.1.3 Anaphylaktischer Schock

Ursache

Die häufigsten Ursachen sind:
- Medikamente: Penicillin, Sulfonamide, Lokalanästhetika, jodhaltige Röntgenkontrastmittel, kolloidale Volumenersatzmittel (Dextran, Gelatine), Jodide, Pyrazolone und Acetylsalicylsäure.
- Fremdeiweiße und Polysaccharide: Insekten- oder Schlangengifte, Viren, Vakzine, Organextrakte und Allergenlösungen zur Desensibilisierung.

Klinik

Schlagartiges Auftreten, Unruhe, Juckreiz, Tremor, Flush, Erythem, Urtikaria, Quincke-Ödem, Übelkeit, Erbrechen, Diarrhoe, Dyspnoe, Bronchospasmus, Glottisödem, Kreislauf- und Atemstillstand.

Sofortmaßnahmen:

- Allergenzufuhr stoppen!
- RR und Puls,
- Lagerung flach, Beine hoch (30°, Autotransfusion),
- stabile Seitenlagerung bei Erbrechen oder Bewusstlosigkeit,
- Sauerstoffzufuhr: Maske, Nasensonde, Guedel-, Safar-Tubus, Intubation und Beatmung (s. Kap. 2.1),
- Venöse Zugänge, 2–3 großlumige periphere Verweilkanülen,
- Adrenalin (Suprarenin® 1 : 1000) 1 ml mit 9 ml 0,9 % NaCl verdünnen:
  - Anaphylaktischer Schock: 1 ml dieser Verdünnung langsam i. v., ggf. Wiederholung in 5–10 Min..
  - Herzstillstand: 5–10 ml dieser Verdünnung i. v., ggf. Wiederholung in 1–2 Min (s. Kap. 2.1).

! **Als Erstmaßnahme Applikation von Suprarenin® (1:1000) 3 ml mit 7 ml 0,9 % NaCl endotracheal über Tubus möglich.**

- Volumenzufuhr: Rasche Zufuhr von 500–1000 ml kolloidalen oder kristalloiden Lösungen (s. Kap. 1.1.1, Sofortmaßnahmen),
- Glukokortikoide: Methylprednisolon (Urbason®) 250–1000 mg i. v., Wirkung erst nach 15–20 Min..
- Antihistaminika: Clemastin (Tavegil®) 2–4 mg i. v. oder Dimetinden (Fenistil®) 0,1–0,5 mg/kgKG i. v..
- Bronchospasmus: Theophyllin (Euphyllin®) 480 mg langsam i. v..

Diagnostik und Überwachung

Diagnostik und Überwachung beinhalten:
- RR, Pulsoxymetrie, Atemfrequenz,
- EKG (s. Abb. 2.4),
- ZVK, ZVD (s. Kap. 2.2, 2.3),
- MAP >70 mmHg notwendig,
- BGA, arteriell (s. Kap. 2.4),
- Röntgen-Thorax,
- Labor: BB, Thrombozyten, Quick, PTT, PTZ, Fibrinogen, AT III, Elektrolyte, Harnstoff, Kreatinin, BZ, GOT, GPT, LDH, HBDH, α-Amylase, Lipase, CK, CKMB, Laktat,
- Bilanzierung von Ein- und Ausfuhr, Diurese >40 ml/h erforderlich und bei
- Schwangerschaft: CTG, US.

Therapie

Sofortmaßnahmen fortsetzen.

1.1.4 Kardiogener Schock

Ursache

Als Ursachen des kardiogenen Schocks kommen in Frage:
- Verminderung der Förderleistung: Myokardinfarkt, Herzrhythmusstörungen, Myokarditis, dekompensierte Herzvitien.
- Füllungsbehinderung infolge Kreislaufobstruktion: Lungenembolie, Fruchtwasserembolie (s. Kap. 5.12), Perikardtamponade, intrakardiale Thromben.
- Begleiterkrankungen: Hypertonus, koronare Herzkrankheit, Herzvitien.

Klinik

Gestaute Halsvenen (Rechtsherzinsuffizienz), Zyanose, Dyspnoe, Ödeme (chronische Rechtsherzinsuffizienz), Hämoptoe, Arrhythmien, pulmonale Rasselgeräusche (Linksherzinsuffizienz).

Sofortmaßnahmen

- Hochlagerung des Oberkörpers, Beine tief (Vorlastsenkung),
- Sauerstoffzufuhr: Maske, Nasensonde, Intubation und Beatmung (s. Kap. 2.1),
- venöse Zugänge, 2–3 großlumige periphere Verweilkanülen. Volumenzufuhr (250 ml/30 Min.) sehr vorsichtig, wenn keine Herzinsuffizienzzeichen (Dyspnoe, Rasselgeräusche, zunehmende Halsvenenfüllung),
- Anxiolyse: Diazepam (Valium®) 5–10 mg i. v. und
- Analgesie: Piritramid (Dipidolor®) 7,5–15 mg i. v. (Atemdepression!).

Diagnostik und Überwachung

Folgende Maßnahmen sind indiziert:
- RR, Pulsoxymetrie, Atemfrequenz,
- EKG (s. Abb. 2.4),
- Pulmonaliskatheter,
- ZVK, ZVD, max. 12–14 cm H_2O (s. Kap. 2.2, 2.3),
- MAP >70 mmHg notwendig,
- BGA, arteriell/venös (s. Kap. 2.4),
- Röntgen-Thorax,
- Labor: BB, Thrombozyten, Quick, PTT, PTZ, Fibrinogen, AT III, Elektrolyte, Harnstoff, Kreatinin, BZ, GOT, GPT, LDH, HBDH, α-Amylase, Lipase, CK, CKMB, Laktat, Troponin T,
- Bilanzierung Ein- und Ausfuhr, Diurese >40 ml/h erforderlich und bei
- Schwangerschaft: CTG, US.

Therapie

Die Therapie des kardiogenen Schocks ist eine *interdisziplinäre Therapie* und wird in erster Linie von den ätiologischen und pathogenetischen Faktoren bestimmt.

- Myokardinfarkt:
  - Erstmaßnahme: Vorlastsenkung mit Nitroglycerin (Nitrolingual®-Pumpspray) 2 Sprühstöße (entsprechen 0,8 mg) oder eine Nitrolingual®-Zerbeißkapsel 0,8 mg; bei Notwendigkeit alle 10–15 Min. wiederholen. Mit Nitroglycerinapplikation über Perfusor (0,3–1,8 µg/kgKG/Min.) fortfahren.
  - Hämodynamisch kontrollierte Therapie bei manifestem Schock: Dopamin (Dopamin®) 2–8 µg/kgKG/Min. i. v. in Kombination mit Dobutamin (Dobutrex®) 2–10 µg/kgKG/Min. i. v. und zusätzlicher Gabe von Nitroglycerin.
  - Flüssigkeitsbilanzierung: Furosemid (Lasix®) 20 mg i. v..
  - Spezifische Therapie mit Antiarrhythmika bei klinischer Symptomatik und hämodynamischer Auswirkung nach EKG-Verlaufskontrolle (Kardiologe).
  - Lysetherapie (Kardiologe, Intensivmediziner).

- Lungenembolie:
  - Lagerung, Sauerstoffzufuhr, venöse Zugänge, Volumenzufuhr (ZVD!), Anxiolyse, Analgesie.
  - Hämodynamisch kontrollierte Therapie bei manifestem Schock: Dopamin (Dopamin®) 5–10 µg/kgKG/Min. i. v. in Kombination mit Dobutamin (Dobutrex®) 2,5–10 µg/kgKG/Min. i. v..
  - Antikoagulation: Heparin 500–2000 IE/h i. v. bis PTT 60–80 Sek., ggf. AT III (Kybernin HS®) anheben. Nach 5 Tagen Übergang auf Marcumar®.
  - Thrombolyse (Kardiologe, Intensivmediziner).
  - Thorakotomie zur Embolektomie (Chirurg, Kardiologe, Intensivmediziner).

1.2 Koma

Definition

Längeranhaltende Bewusstlosigkeit, wobei die Patientin auch durch grobe Reize nicht erweckbar ist.

Ursache

Nach der Ätiologie unterscheidet man folgende Komaformen:
- Zerebrales Koma: Schädel-Hirn-Trauma, intrakranielle Blutung, zerebrale Ischämie, Anfallsleiden, Meningitis, Enzephalitis, Thrombose, Embolie.
- Metabolisch-toxisches Koma: Leberversagen, Urämie, Hyper-, Hypoglykämie, Hyperosmolarität, Thyreotoxikose, Hypothyreose, Nebennierenrindeninsuffizienz, Hypo-, Hyperkalzämie, Intoxikationen (Alkohol, Sedativa, Hypnotika, Opiate).
- Respiratorisch-kardiovaskuläres Koma: Schock, Herz-Kreislauf-Stillstand, Herzrhythmusstörungen, Karotisstenose, Aneurysma dissecans, Hypoxie, Hyper-, Hypokapnie.

Klinik

Die Klinik der verschiedenen Komaformen unterscheidet sich wie folgt:
- Zerebrales Koma: Plötzlicher Beginn, Halbseitenlähmung, Babinski positiv (fokale Hirnläsion), Tonuserhöhung (Hirnstammläsion), stereotype Walzbewegungen (subkortikale Hirnläsion), Hyperkinesien (toxische Hirnschädigung), Meningismus, Miosis (Ponsblutung), Anisokorie (Hirntumor, Apoplex, intrakranielle Blutung), Hyperventilation (Mittelhirnschädigung), Cheyne-Stokes-Atmung (Hirndrucksteigerung).
- Metabolisch-toxisches Koma: Schwitzen (Hypoglykämie, Hyperthyreose), heiße trockene Haut (Thyreotoxikose), Ikterus (Coma hepaticum), Cafè-au-lait-Haut (Coma uraemicum), Gesichtsrötung

(Coma diabeticum), Blässe (Hypoglykämie), Aceton-Obst-Geruch (Coma diabeticum), leberartiger Geruch (Coma hepaticum), Kussmaul-Atmung (Coma diabeticum oder uraemicum), Hyperventilation (Thyreotoxikose), Miosis (Morphine), Mydriasis (Alkohol, Kokain).

- Respiratorisch-kardiovaskuläres Koma: Zyanose, Tachykardie, forcierte Atmung, kardiale Stauungszeichen, Herzrhythmusstörungen.

Sofortmaßnahmen

- Atemwege freihalten, ggf. Sauerstoffzufuhr (Maske, Nasensonde, Guedel-, Safar-Tubus, Intubation und Beatmung (s. Kap. 2.1),
- Aspiration verhindern (stabile Seitenlagerung),
- venöse Zugänge, 2 großlumige periphere Verweilkanülen und
- Volumenzufuhr: Elektrolyt-Lsg. (Tutofusin®).

Weitere Sofortmaßnahmen müssen sich an der klinischen Symptomatik und der groben Differenzierung durch die Diagnostik orientieren!

Diagnostik und Überwachung

Folgende diagnostische Maßnahmen sind zur Differentialdiagnose wichtig:

- RR, Puls, Atemfrequenz: DD hypertensive Krise, Thyreotoxikose, Addison-Krise, Myxödemkoma, Schock, Herz-Kreislauf-Stillstand (s. Kap. 2.1).
- Blutzucker (Dextrostix®): DD Hypo-, Hyperglykämie, Coma diabeticum (Tabelle 1.3).
- EKG: DD Tachykardie, Rhythmusstörungen (Thyreotoxikose), Bradykardie (Myxödemkoma), Myokardinfarkt.
- Neurologisches Konsil, US, CT, EEG: DD Epilepsie, Eklampsie, Apoplex, intrakranielles Hämatom, Subarachnoidalblutung.
- BGA: DD respiratorische Insuffizienz, Hyperventilation.

Tabelle 1.3. Differentialdiagnose Hypoglykämie und Coma diabeticum

	Hypoglykämie	Coma diabeticum
Symptomatik	Plötzlicher Beginn, Hunger, Schwitzen, Angst, Zittern, Kopfschmerzen, Krämpfe, Unruhe, Müdigkeit, Schwäche, Agitiertheit, Aggressivität	Langsamer Beginn, Schleimhäute trocken, Durst, Übelkeit, Erbrechen, Schwäche, Benommenheit, Abdominalschmerz, Aceton-Obst-Geruch, Kussmaul-Atmung
Klinik	Gesichtsfarbe wechselnd, Haut feucht, Atmung und RR normal, Reflexe normal bis gesteigert	Gesamteindruck schwerkrank, Gesicht gerötet, Haut trocken, Atmung tief und schnell, RR erniedrigt bis normal, Muskeln schlaff, Reflexe abgeschwächt
Labor	BZ <50 mg %, Harnzucker negativ, Ketonkörper (Ketostix®, Multistix®) negativ	BZ >400 mg %, Harnzucker positiv, Ketonkörper (Ketostix®, Multistix®) positiv
Therapie	Glukose 20 g i. v. effektiv	Glukose 20 g i. v. ohne Effekt

- Labor: BB, Elektrolyte, CK, GOT, GPT, Kreatinin, Harnstoff, Bilirubin, Alkohol, Morphine. DD Elektrolytentgleisung, Coma hypercalcaemicum, Nierenversagen, Leberversagen, Intoxikation.
- Miosis beidseitig: Morphinintoxikation.
- Magenspülung und toxikologische Untersuchungen.
- Intensivmedizin: RR, Pulsoxymetrie, Atemfrequenz, Temperatur, ZVK, ZVD (s. Kap. 2.2, 2.3), MAP, BGA (s. Kap. 2.4), Röntgen-Thorax, Urinausscheidung, Magensonde, neurologische Kontrollen.

Therapie

Die Therapie ist eine *interdisziplinäre Therapie* und wird in erster Linie von der Ätiologie und der Pathogenese bestimmt.

1.3 Krampfanfall

Definition

Plötzliche, reversible Bewusstseinsänderung mit motorischen, sensiblen, sensorischen oder vegetativen Symptomen. Man spricht von Status, wenn der Patient im anfallsfreien Intervall bewusstlos bleibt.

Ursache

Folgende Ursachen kommen in Frage:
- Epilepsie,
- eklamptischer Anfall (s. Kap. 4.6) und
- tetanischer Anfall.

Klinik

Die Klinik der einzelnen Anfallsformen unterscheidet sich folgendermaßen:
- Epileptischer Anfall: Akut einsetzende, *tonische Anspannung der Muskulatur*, Überstreckung von Extremitäten und Rumpf, häufig Zungenbiss, sodann *klonische Phase mit rhythmischen Zuckungen* der Extremitäten. *Generalisierter Anfall (Grand-mal)* mit tonisch-

klonischen Krämpfen oder *partieller Anfall* auf bestimmte Muskelgruppen begrenzt. Urinabgang, Einkoten, stöhnende Atmung, normaler Puls und Dämmerzustand nach Anfall.

! **Generalisierte Krampfanfälle in Serie führen zum Status epilepticus. Lebensgefahr.**

- Tetanischer Anfall: Krampfanfall bei klarem Bewusstsein, tonisch-klonische Krämpfe, Karpopedalspasmus (Pfötchenstellung), Trousseau positiv, Chvostek positiv.

Sofortmaßnahmen

- Status epilepticus:
  - Aspiration und Zungenbiss verhindern (stabile Seitenlagerung, Gummikeil),
  - Atemwege freihalten, ggf. Sauerstoffzufuhr (Maske, Nasensonde, Guedel-Tubus),
  - Antikonvulsiva 1. Stufe: Diazepam (Valium®) 10–20 mg über 2 Min. i.v. (Atemdepression!) oder Clonazepam (Rivotril®) 1–4 mg über 2 Min. i.v. (Atemdepression, Hypersalivation!). Wirkungseintritt in Minuten, Fortführung mit Diazepam über Perfusor 20 mg/h initial, sodann 3–5 mg/h i.v. (max. 60 mg/24 h),
  - Antikonvulsiva 2. Stufe: Phenobarbital (Luminal®) 200 mg über 2–5 Min. i.v. oder Clomethiazol (Distraneurin®) 1 g über 5 Min. i.v. oder Thiopental (Trapanal®) 100–250 mg i.v. (Ultima ratio, Atemdepression, Blutdruckabfall!) und bei
  - Schwangerschaft: CTG, US.
- Tetanischer Anfall:
  - Bei Hyperventilation in Plastikbeutel rückatmen lassen,
  - Diazepam (Valium®) 5 mg p.o.,
  - Diazepam (Valium®) 5–10 mg langsam i.v. und
  - in schweren Fällen Calcium Sandoz® 10% langsam 10 ml i.v. .

! **Status epilepticus in der Schwangerschaft extrem selten, immer an Eklampsie denken.**

Diagnostik

Die durchzuführende Diagnostik beinhaltet:
- Labor: BZ, Gesamt-EW, Elektrolyte (Phosphat, Magnesium, Kalzium), Kreatinin, Harnstoff, Laktat, CK,
- EKG (s. Abb. 2.4),
- EEG und neurologisches Konsil und
- BGA, arteriell (s. Kap. 2.4).

Therapie

Die Therapie erfolgt entsprechend der Ursache durch Internisten, Neurologen und Psychotherapeuten.

1.4 Akutes Nierenversagen

Definition

Innerhalb von Stunden oder wenigen Tagen auftretendes Aussetzen der Nierenfunktion mit nachfolgendem Anstieg harnpflichtiger Substanzen.

Ursache

Je nach Lokalisation der Störung unterscheidet man:
- Prärenale Niereninsuffizienz:
  - Schock,
  - Exsikkose und
  - Nierengefäßverschluss.
- Renale Niereninsuffizienz:
  - Zirkulatorisch-ischämische Niereninsuffizienz: Schockniere.
  - Toxische Niereninsuffizienz: Sulfonamide, Sulfonylharnstoffe, Aminoglykoside, Penicilline, Rifampicin, nichtsteroidale Antiphlogistika, Cisplatin, Röntgenkontrastmittel, Schwermetallverbindungen, organische Lösungsmittel, Pankreatitis, Virusinfektion.

- Glomerulonephritis, akute interstitielle Nephritis,
- Hyperurikämie,
- Hyperkalzämie.

▶ Postrenale Niereninsuffizienz:
- Pyelonstein,
- Harnleiterstein,
- Harnblasenstein und
- subvesikale Harnabflussstörung (s. Kap. 1.5, Harnverhalt).

Klinik

Klinisch zeigen sich folgende Symptome:

▶ Oligurie: Urinvolumen/24 h <500 ml, Urinvolumen/h <20 ml,
▶ Anurie: Urinvolumen/24 h <100 ml,
▶ Exsikkose nach vorausgegangenem Flüssigkeitsverlust,
▶ Ödeme als Zeichen der Überwässerung (Lungenödem!) und
▶ Urämie: Schwäche, Benommenheit, Verwirrtheit, Unruhe, Coma uraemicum, zerebrale Krampfanfälle, Nausea, Emesis, Diarrhoe, Herzrhythmusstörungen, Perikarderguss, toxisches Lungenödem.

Sofortmaßnahmen:

▶ Beseitigung der Ursache oder auslösenden Noxe!
▶ Volumenmangel: s. Kap. 1.1.1.
▶ Septischer Schock (s. Kap. 1.1.2).
▶ Anaphylaktischer Schock (s. Kap. 1.1.3).
▶ Kardiogener Schock (s.Kap. 1.1.4).
▶ Diuretika: Frühzeitiger und paralleler Einsatz, Furosemid (Lasix®) nach Bedarf bis 1500 mg/24 h i.v. (Kaliumkontrolle!), ggf. in Kombination mit Dopamin (Dopamin®) 1–3 µg/kgKG/Min. i.v. .

Diagnostik

Die Diagnostik beinhaltet:

- RR, Pulsoxymetrie, Atemfrequenz,
- EKG (s. Abb. 2.4),
- ZVK, ZVD (s. Kap. 2.2, 2.3),
- Röntgen-Thorax: Überwässerungszeichen, Herzgröße und -konfiguration,
- BGA, arteriell (s. Kap. 2.4),
- Ultraschall: Nierengröße, Harnaufstau, Konkremente in den Harnwegen,
- Labor: BB, Elektrolyte, Harnstoff, Kreatinin, Harnsäure, BZ, Osmolalität, Quick, PTT, PTZ, Thrombozyten, Fibrinogen, AT III, FSP, D-Dimere, freies Hb, Haptoglobin, Coombs-Test, EW, Elektrophorese, GOT, GPT, Bilirubin, LDH, α-Amylase, Lipase, CK, Laktat und
- Urin: Volumen, Osmolalität, Elektrolyte, Harnstoff, Sediment, Zucker, EW, mikrobiologische Untersuchung, freies Hb, Myoglobin.

Therapie

Die *interdisziplinäre Therapie* wird in erster Linie von der Ätiologie und der Pathogenese bestimmt.

- Fortführung der Diuretikagabe,
- Flüssigkeitsbilanzierung: Ein- und Ausfuhr, Gewichtskontrollen, Ausgleich der Flüssigkeitsverluste durch Fieber, Schwitzen, Hyperventilation, Hyperemesis, Diarrhoe, Fisteln und
- Dialyse: Urämische Intoxikation, konservativ nicht beherrschbare Störung des Wasser- und Elektrolyt-Haushaltes (massive Überwässerung, Kalium >7–8 mmol/l, Natriumretention), rascher Kreatininanstieg, dekompensierte metabolische Azidose.

1.5 Harnverhalt

Definition

Akute, mechanische oder funktionelle Entleerungsstörung der Harnblase.

Ursache

Als Ursachen kommen in Frage:

- Funktioneller Harnverhalt: Nach Operationen, missglückter Katheterisierung, Geburten, Trinken kalter Getränke.
- Mechanischer Harnverhalt: Prolaps uteri et vaginae, Zervixmyom, Vulva-, Harnblasen-, Urethra-, Vaginalkarzinom, operative Verengung der Abflusswege (Vulvektomie, Kolporrhaphia anterior, Geburtsverletzungen, Inkontinenz-Operation), Blutkoagel, Harnleiter-, Harnblasenstein.

Klinik

Quälender Harndrang, Dysurie, Anurie, keine Bewusstseinsstörung (DD akutes Nierenversagen, Urämie).

Sofortmaßnahmen:

- Palpation und Perkussion oberhalb der Symphyse,
- Ultraschall der Harnblase,
- transurethrale Blasenkatheterisierung und
- Harnblasenpunktion und Legen einer suprapubischen Harnableitung (s. Kap. 2.7).

Diagnostik

Die Diagnostik umfasst folgende Maßnahmen:
- Klinische und technische Untersuchungen zur Klärung der Ätiologie (US, CT, MRT),
- urologisches Konsil und
- Ausschluss eines Harnwegsinfektes.

Therapie

Die Therapie erfolgt entsprechend der Ursache.

1.6 Akutes Abdomen

Definition

Sammelbegriff für plötzliche, schmerzhafte und häufig lebensbedrohliche Erkrankungen, die mit heftigen Bauchschmerzen, massiven peritonealen Reizerscheinungen und Störungen der Darmmotalität einhergehen.

Ursache

Die Ursachen des akuten Abdomens sind vielfältig:
- Appendizitis,
- Ileus,
- Magen-Darm-Perforation,
- intraabdominelle Blutung (EU!),
- Stieldrehung von Adnexe oder Myom,
- Mesenterialinfarkt,
- Bauchaortenaneurysma,
- Bauchtrauma.
- Extraperitoneale Ursachen sind:
  - Lungen- und Pleuraaffektionen (Pleuritis, Pneumonie, Mediastinitis, Lungenembolie),

  - kardiovaskuläre Erkrankungen (Myokardinfarkt, Perikarditis, Budd-Chiari-Syndrom) und
  - urogenitale Erkrankungen (Pyelonephritis, paranephritischer Abszess, Hydronephrose, Pyelon- und Ureterstein, Blasenüberdehnung, Ovarialzystenruptur, Endometriose).
- Pseudoperitoneale Ursachen sind:
  - Metabolische und endokrine Störungen (Diabetes mellitus, Urämie, Porphyrie, Hypoglykämie, Morbus Addison, Hyperlipidämie),
  - Bluterkrankungen (Leukose, Hämophilie, massive Hämolyse, Purpura Schönlein-Henoch),
  - neurologische Krankheiten (Tabes dorsalis, Epilepsie, Neurose, Psychose),
  - Intoxikationen (Arsen, Blei, Methylalkohol, Nikotin, Nitride, Sulfide, Thallium),
  - Kollagenosen (akuter Gelenkrheumatismus, Periarteriitis nodosa, Lupus erythematodes, Dermatomyositis) und
  - Infektionen (Malaria, Trichinosis, Pleurodynie, Parotitis epidemica, Mononukleose, Leptospirose).

Klinik

Die Klinik des akuten Abdomens ist vielfältig:
- Abdominalschmerzen: Spontaner Schmerz, umschriebener oder diffuser Druckschmerz, Klopf- und Loslassschmerz. Schmerzcharakteristika sind:
  - Lokalisation,
  - Zeit und Art des Schmerzbeginns,
  - Schmerzentwicklung und
  - Schmerzausstrahlung.
- Abwehrspannung der Bauchdecken,
- Übelkeit und Erbrechen,
- Meteorismus und Änderung der Peristaltik,
- Verschlechterung des Allgemeinzustandes,
- Stuhl- und Windverhalt,
- Exsikkose und
- Schocksymptomatik.

Sofortmaßnahmen:

- Spasmolyse: Metamizol (Novalgin®) 10–20 mg/kgKG i.v. (Dokumentation!),
- Analgesie: Tramadol (Tramal®) 1–1,5 mg/kgKG i.v. (Dokumentation!),
- venöser Zugang,
- Volumenzufuhr: Elektrolyt-Lsg. (Tutofusin®), insbesondere bei Exsikkose und Schock (s. Kap. 1.1.1, Sofortmaßnahmen),
- Magensonde,
- keine Antibiotika,
- keine Opiate und
- keine orale Flüssigkeit oder Nahrung.

Diagnostik

Die Diagnostik umfasst:

- RR, Pulsoxymetrie, Atemfrequenz,
- Körpertemperatur,
- EKG: DD Myokardinfarkt, Perikarditis, Lupus erythematodes,
- Labor: BB, Gesamt-EW, Elektrolyte, Laktat, CK, CKMB, GOT, GPT, LDH, α-Amylase, Lipase, Kreatinin, Harnstoff, BZ, AP, Gamma-GT, Bilirubin, Aminolävulinsäure, Quick, PTT, PTZ, Thrombozyten, CRP,
- BGA, arteriell (s. Kap. 2.4),
- Bilanzierung Ein- und Ausfuhr, Diurese >40 ml/h erforderlich,
- Urinstatus (Multistix®),
- Röntgen-Thorax: DD Pneumothorax, Pleuraerguss, Atelektase, Zwerchfellhochstand,
- Röntgen-Abdomen, Leeraufnahme im Stehen: freie Luft, Spiegelbildung, Gasverteilung, Meteorismus,
- Ultraschall: DD Blutung, Aszites, Nierenstauung,
- CT-Abdomen und
- Magen-Darmspiegelung.

- Verdachtszeichen für *postoperative Peritonitis* sind:
  - Störungen des Allgemeinbefindens: Schockzeichen, Oligurie, subfebrile bis septische Temperaturen (trotz Antibiotika!), ausgeprägte Leukozytose (toxische Granulation), Störung im Elektrolyt- und Säure-Basen-Haushalt.
  - Erbrechen, verlängerte Magen-Darm-Atonie: Magensonde entleert grünbräunliche Flüssigkeit, kein Abgang von Darmgasen (trotz Anusdehnung), Röntgen-Abdomen mit Meteorismus, vereinzelte Spiegelbildung, Singultus, Zwerchfellhochstand.
  - Abdominalbefund: Diffuser Druckschmerz, Dauerschmerz, Abdomenumfang vergrößert, zunehmende Abwehrspannung der Bauchdecken, Douglas-Druckschmerz, verminderte bis fehlende Darmgeräusche, Drainageflüssigkeit übel riechend.

Therapie

Welche Patientin muss eine Notfall-Laparotomie erhalten?

- Notfalloperation sofort:
  Massive intraabdominelle Blutung (Tubarruptur), diffuse Peritonitis (Abszessruptur), Magen-Darm-Perforation.
- Operation in nächster Stunde:
  Appendizitis, mechanischer Ileus, Stieldrehung von Adnexe oder Myom.

Die Therapie des akuten Abdomens ist oft eine *interdisziplinäre Therapie* und richtet sich nach der Ätiologie und dem Zustand der Patientin.

KAPITEL 2 Notfallmaßnahmen

2.1 Kardiopulmonale Reanimation

Klinik bei Atem- und Kreislaufstillstand

Die klinischen Merkmale des Atem- und Kreislaufstillstandes sind:
- Bewusstlosigkeit,
- Pulslosigkeit (A. carotis),
- Atemstillstand oder Schnappatmung,
- Pupillen weit und reaktionslos und
- Hautblässe oder Zyanose.

Therapie

Die Therapie erfolgt nach der **ABCDE-Regel:**

Atemwege freimachen
Hierzu gehören folgende Maßnahmen:
- Mund-Rachenhöhle inspizieren,
- Fremdkörper entfernen,
- Rückenlagerung mit Armen leicht nach oben und möglichst harter Unterlage für den Schultergürtel und
- Kopf überstrecken, mit der einen Hand fixieren und Nase verschließen (wenn Mund-zu-Mund-Beatmung), mit der anderen Hand Unterkiefer nach ventral und kranial anheben (Esmarch-Handgriff, Abb. 2.2) und alternativ Mund verschließen (wenn Mund-zu-Nase-Beatmung).

Beatmung
Die Beatmung kann in verschiedenen Techniken erfolgen:
- Atemspende:
  - Mund-zu-Nase: Nach tiefer Inspiration Luft in Nase einblasen, so dass sich Thorax hebt, Mund wegnehmen, kurze Pause, Vorgang 10mal wiederholen, weiter mit 15–20 Beatmungen/Min. (Abb. 2.1),
  - Mund-zu-Mund und
  - Mund-zu-Tubus mit Guedel- oder Safar-Tubus als Hilfsmittel.

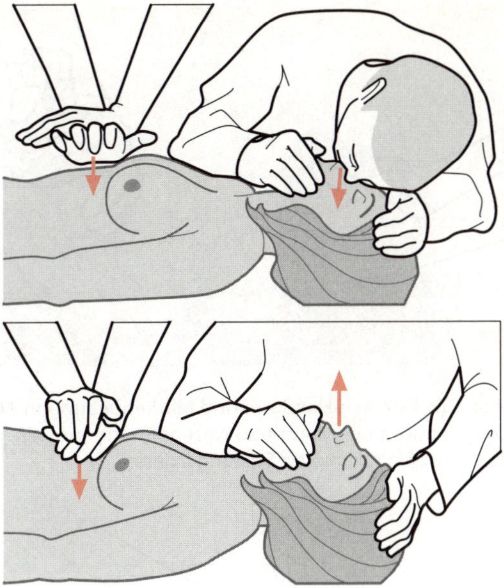

Abb. 2.1. Mund-zu-Nase-Beatmung und Herzdruckmassage (2 Helfer)

- Maskenbeatmung:
  - Hilfsmittel: Guedel-Tubus, Ambu-Beatmungsbeutel, ggf. Sauerstoffzufuhr 4–6 l/Min.,
  - richtige Maskengröße,
  - richtiges Aufsetzen der Maske (Abb. 2.2): Daumen und Zeigefinger drücken Maske auf das Gesicht (C-Griff), Mittel- und Ringfinger ziehen Unterkiefer nach vorne und oben und überstrecken den Kopf und
  - Guedel-Tubus zum Freihalten der Atemwege.

! Besser Maskenbeatmung als Intubationsversuche des Ungeübten.

- Intubation:
  - Hilfsmittel: Laryngoskop, Endotrachealtubus (30–34 Charr.), 10 ml-Spritze zum Blocken, Klemme, Guedel-Tubus.

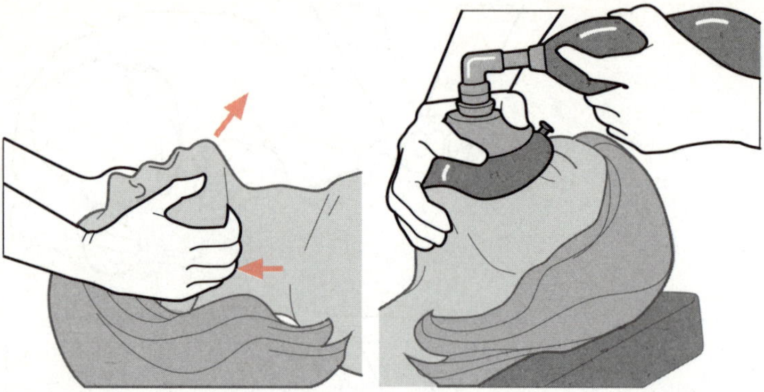

Abb. 2.2. Esmarch-Handgriff und Maskenbeatmung. Maske mit Daumen und Zeigefinder über Mund und Nasenöffnung pressen, mit den restlichen Fingern Kopf in reklinierter Stellung fixieren

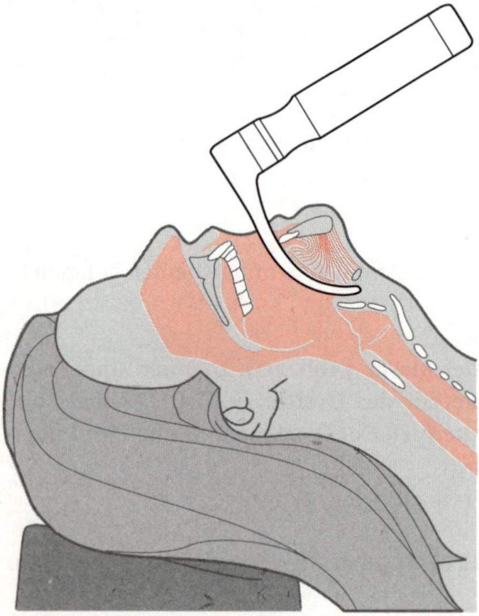

Abb. 2.3. Endotracheale Intubation

- Patientin in Rückenlagerung.
- Kopf durch Unterlegen eines flachen Polsters leicht anteflektieren und zugleich im Atlantookzipitalgelenk nach hinten überstrecken (Abb. 2.3).
- Rechte Hand: Ein Finger zieht Oberkiefer zu sich und spreizt mit den anderen Fingern und dem Daumen die beiden Zahnreihen.
- Linke Hand: Laryngoskop von rechts her einführen, so dass Zunge nach links vorne weggeschoben und die Epiglottis sichtbar wird. Anheben der Epiglottis nach ventral und kranial bis Kehlkopfeingang (Stimmritze) sichtbar.
- Rechte Hand: Tubus von rechts lateral her transglottisch in Trachea einführen.
- Blockierungsmanschette aufblasen (Spritze, Klemme).
- Guedel-Tubus als Beißschutz einlegen.
- Auskultation beider Lungen z. A. Fehlintubation.

! **Beatmungsfrequenz 12–14/Min.**

Circulation

▶ Äußere Herzdruckmassage hat folgenden Ablauf:
- Harte Unterlage, flache Rückenlage.
- Druckpunkt: Unteres Sternumdrittel, wo Rippen und Brustbein sich vereinigen. Übereinandergelegte Handballen, Finger dürfen Thorax nicht berühren (Abb. 2.1).
- Drucktiefe: 4–5 cm, senkrecht zur Körperachse, Körpergewicht voll einsetzen.
- Kompression rhythmisch, Druck- und Entlastungsphase gleiche Dauer.
- HDM-Frequenz: 100/Min..
- HDM-Effektivität: Palpapler Femoralispuls.

▶ Fehler bei der HDM sind:
- Druckpunkt zu kaudal und nicht medial,
- Druckrichtung nicht senkrecht,
- Kompression zu ruckartig und
- Handballen in der Entlastungsphase vom Thorax abgehoben.

! **15 Herzdruckmassagen : 2 Beatmungen.**

Drugs

Bei allen Formen des Herzkreislaufstillstandes werden sofort diese Medikamente eingesetzt:

- Sauerstoff: 100 % O_2 4–6 l/Min..
- Adrenalin (Suprarenin® 1 : 1000): 3 ml mit 7 ml 0,9 % NaCl verdünnen, 10 ml (3 mg Adrenalin) endotracheal *oder* 1 ml mit 9 ml 0,9 % NaCl verdünnen, 5–10 ml i.v. (0,5–1 mg Adrenalin). Wiederholung alle 3 Min., ggf. in steigender Dosierung (1, 3, 5 mg Adrenalin).
- Volumenersatz:
  - Hochlagerung der Beine (Autotransfusion),
  - venöse Zugänge und
  - kristalloide Infusionslösungen.
- Natriumbikarbonat 8,4 %:
  - 20 Min. Herzkreislaufstillstand dann $NaHCO_3$ 8,4 % Blindpufferung mit 0,5–1,0 ml/kgKG i.v. über 10 Min..
  - Bei vorliegender BGA erfolgt Ausgleich der metabolischen Azidose: $NaHCO_3$ 8,4 % in ml entspricht neg. BE×0,3×kgKG. Fortlaufende Kontrollen von Säure-Basen-Haushalt und Elektrolyten notwendig!

! **Notfallmedikamente nie subkutan oder intramuskulär verabreichen.**

EKG und Defibrillation

- EKG-Ableitungen:
  - Bipolare Extremitätenableitung (I, II, III),
  - unipolare Ableitungen (aVR, aVL, aVF) und
  - unipolare Brustwandableitungen (V_1–V_6; Abb. 2.4).
- Defibrillation:
  - Defibrillator einschalten.
  - Energiewert für Kondensator 200, 200 und 360 Joule festlegen, Zeitintervalle innerhalb der 3er Serie maximal 1 Min..
  - Elektroden mit Elektrodenpaste bestreichen (oder feuchte Papierhandtücher auf den Thorax legen).
  - Elektrode rechts parasternal unterhalb der Klavikula (Markierung „Sternum") und links parasternal über der Herzspitze im 5. ICR (Markierung „Apex") unter Druck aufsetzen (Abb. 2.5).
  - Starttaste für Kondensatorladung drücken.
  - Wegtreten von der Trage, Beatmung kurz unterbrechen.

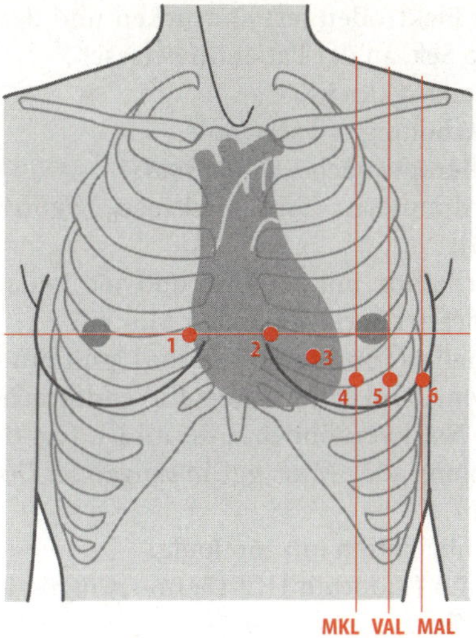

Abb. 2.4. EKG-Brustwandableitung

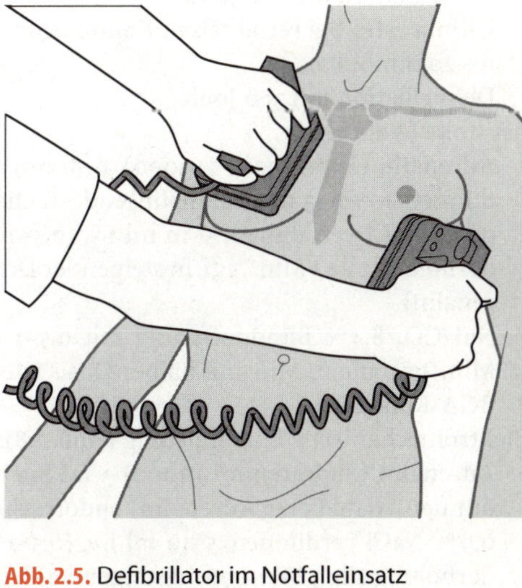

Abb. 2.5. Defibrillator im Notfalleinsatz

- Beide Elektroden fest andrücken und den Kondensator auslösen, 10 Sek. an der Patientin belassen.
- Beurteilung des EKG.
- Wiederholung mit 360 Joule.

Folgende Therapie nach *EKG-Befund*:

- Kammerflimmern und pulslose, ventrikuläre Tachykardie (Abb. 2.6):
  - Defibrillation mit 200, 200 und 360 Joule, Zeitintervalle innerhalb der 3er Serie maximal 1 Min..
  - Adrenalin (Suprarenin® 1:1000) 3 ml mit 7 ml 0,9% NaCl verdünnen, 10 ml (3 mg Adrenalin) endotracheal *oder* 1 ml mit 9 ml 0,9% NaCl verdünnen, 5–10 ml i.v. (0,5–1 mg Adrenalin), Wiederholung alle 3 Min., ggf. in steigender Dosierung (1, 3, 5 mg Adrenalin).
  - 3×Defibrillation mit 360 Joule.
  - Lidocain (Lidocain HCl 1%) 1–1,5 mg/kgKG i.v., Wiederholung in 15 Min..
  - Defibrillation mit 360 Joule.
  - $NaHCO_3$ 8,4% Blindpufferung mit 0,5–1 ml/kgKG i.v. über 10 Min..
  - Defibrillation mit 360 Joule.
  - Ultima ratio bei refraktärem Kammerflimmern: Kaliumchlorid 10–20 mmol i.v..
  - Defibrillation mit 360 Joule.
- Asystolie (Abb. 2.7):
  - Adrenalin (Suprarenin® 1:1000) 3 ml mit 7 ml 0,9% NaCl verdünnen, 10 ml (3 mg Adrenalin)endotracheal *oder* 1 ml mit 9 ml 0,9% NaCl verdünnen, 5–10 ml i.v. (0,5–1 mg Adrenalin), Wiederholung alle 3 Min., ggf. in steigender Dosierung (1, 3, 5 mg Adrenalin).
  - $NaHCO_3$ 8,4% Blindpufferung mit 0,5–1 ml/kgKG i.v. über 10 Min., ggf. alle 10 Min. mit halber Dosis wiederholen.
  - BGA-Kontrollen!
- Elektromechanische Entkoppelung (Abb. 2.8):
  - Adrenalin (Suprarenin® 1:1000) 3 ml mit 7 ml 0,9% NaCl verdünnen, 10 ml (3 mg Adrenalin) endotracheal *oder* 1 ml mit 9 ml 0,9% NaCl verdünnen, 5–10 ml i.v. (0,5–1 mg Adrenalin), Wiederholung alle 3 Min., ggf. in steigender Dosierung (1, 3, 5 mg Adrenalin).

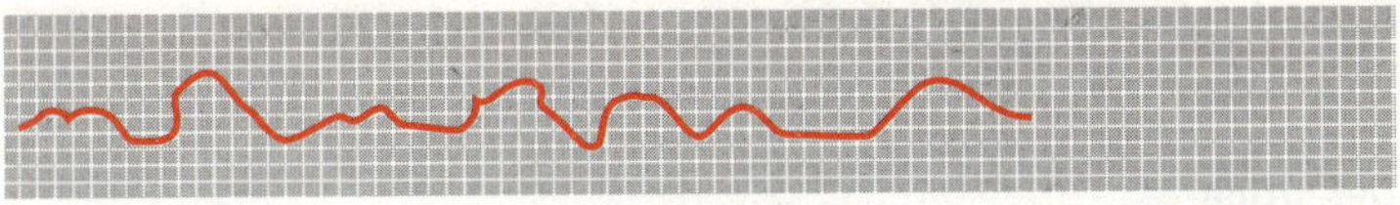

Abb. 2.6. EKG: Kammerflimmern und pulslose, ventrikuläre Tachykardie

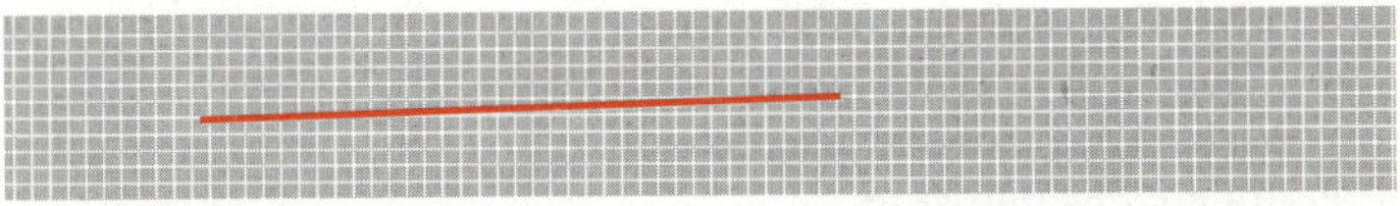

Abb. 2.7. EKG: Asystolie

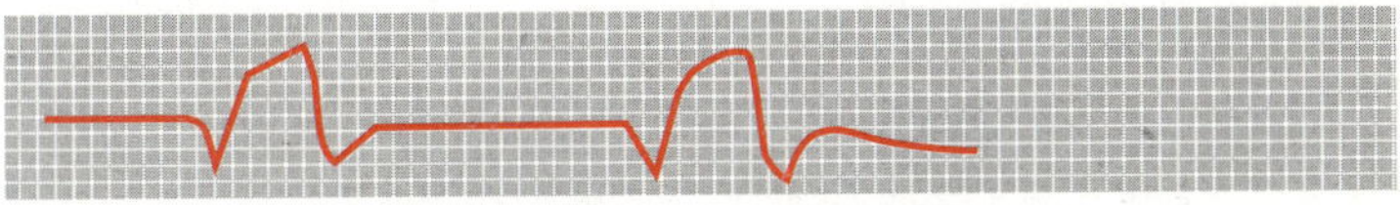

Abb. 2.8. EKG: Elektromechanische Entkoppelung

- $NaHCO_3$ 8,4% Blindpufferung mit 0,5–1 ml/kgKG i.v. über 10 Min., ggf. alle 10 Min. mit halber Dosis wiederholen.
- Ursachen beseitigen (Herzbeuteltamponade, Volumenmangel, Pneumothorax).

▶ Bradykardie:
- Atropin 0,5 mg i.v..
- Atropinresistenz: Orciprenalin (Alupent®) 1 ml mit 9 ml 0,9 %iger NaCl verdünnen, 2–5 ml dieser Lösung i.v..

▶ Die Beendigung der Reanimation erfolgt, wenn:
- Atmung und Kreislauf wieder nachweisbar,
- Karotis- und Femoralispuls tastbar, Haut rosig und erwärmt, enge Pupillen, Pupillenreaktion auf Licht, Spontanatmung, Rückkehr des Bewusstseins.

▶ Weitere Reanimation sinnlos, wenn:
- Weite, lichtstarre Pupillen, Bewusstlosigkeit, fehlende Spontanatmung über 30 Min. nach Beginn der Reanimation und
- Asystolie im EKG über 15 Min..

2.2 Zentraler Venenkatheter

Definition

Venenverweilkatheter mit Lage der Katheterspitze in der oberen Hohlvene.

- Zentrale Zugangswege (Abb. 2.9):
  - V. jugularis interna (Jugulariskatheter) und
  - V. subclavia (Subklaviakatheter).
- Periphere Zugangswege:
  - V. basilica (Kubitaliskatheter) und
  - V. cephalica (Kubitaliskatheter).

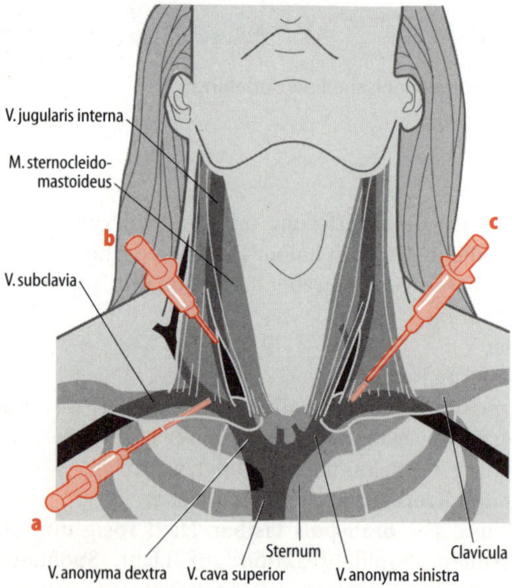

Abb. 2.9. Darstellung der zentralen Zugangswege für die Venenkatheter. **a** Infraklavikuläre Punktion der V. subclavia. **b** Punktion der V. jugularis interna. **c** Supraklavikuläre Punktion der V. subclavia

Indikation

Es gibt folgende Indikationen für einen zentralen Venenkatheter:
- Unverzügliche Volumensubstitution,
- Applikation von Notfallmedikamenten,
- Dauerinfusionstherapie und
- parenterale Ernährung.

Technik

Die Technik zum Legen eines zentralen Venenkatheters sieht folgendermaßen aus:
- Material: Seldinger-Venenpunktionsset (14–16 G), für V. basilica oder V. cephalica 70 cm lang, V. jugularis oder V. subclavia 30 cm lang. 10 ml-Spritzen, sterile Kochsalzlösung, Desinfektionsspray, 5–10 ml 1%iges Lidocain, sterile Handschuhe, steriles Lochtuch, sterile Tupfer, Verbandsmaterial, Mundschutz.
- Punktionsstellen:
  - V. jugularis interna: Unterhalb des Winkels V. jugularis interna und M. sternocleidomastoideus in Höhe der Incisura thyroidea superior. Punktionsnadel in einem Winkel von 45° zur Vertikalebene in Richtung auf den medialen, klavikulären Ansatz des Muskels vorschieben.
  - V. subclavia/V. anonyma: Supraklavikuläre Punktion zwischen lateralem Rand des M. sternocleidomastoideus und Klavikula. Punktionsnadel in einem Winkel von 45° zur Sagittal- und 15° zur Vertikalebene vorschieben.
  - V. basilica, V. cephalica: Punktion in der Ellenbeuge.
- Durchführung: Für alle zentralen Punktionsstellen gilt, dass Patientin in die Trendelenburg-Lage gebracht und der Kopf zur Gegenseite gedreht wird. Desinfektion des Hautareals, Abdecken der Haut, Lokalanästhesie, Vorschieben der Venenpunktionskanüle, Röntgen-Thorax zur Lagekontrolle.

Komplikation

- Jugularis- und Subklaviakatheter: Pneumothorax, Hämatom, Infusionsthorax, arterielle Punktion, Luftembolie.
- Kubitaliskatheter: Phlebothrombose.

! **Vor- und Nachteile der Zugangswege müssen nach „Treffsicherheit" und „Zeitbedarf" abgewogen werden.**

2.3 Zentraler Venendruck

Definition

Druckmessung in der oberen Hohlvene vor ihrer Einmündung in den rechten Vorhof.
ZDV liegt zwischen 4 und 12 cm H_2O und ist komplex beeinflussbar durch:

- Blutvolumen,
- Leistung des rechten Herzens,
- Blutfluss im Lungenkreislauf,
- Druckverhältnisse im Thoraxbereich und
- Venentonus.

Indikation

Überwachung und Steuerung der Volumensubstitution und Infusionstherapie bei Schwerkranken und Schockpatientinnen.

Messung

Für die Messung des ZVD sind folgende Maßnahmen durchzuführen:

- Exakte Lage des ZVK mit Katheterspitze in der oberen Hohlvene, entspricht 2 QF unter Sternoklavikulargelenk (Röntgen-Thorax).
- Flache Rückenlage der Patientin.
- Messvorrichtung mit Nullpunkt des Steigrohrs in Höhe rechter Vorhof einstellen, entspricht ventrale 2/3 des Abstandes von Wirbelsäule zu Sternum.

- Steigrohr mit 0,9 % NaCl-Lsg. auffüllen.
- Dreiwegehahn zur Pat. öffnen, dadurch wird ZVK an ZVD-Messgerät angeschlossen.
- Ablesen des ZVD nach Druckausgleich (2–3 Min.).

Fehler

Bei der ZVD-Messung können verschiedene Fehler auftreten:
- Fehllage der ZVK-Spitze,
- Nullpunkteinstellung nicht korrekt,
- Thrombosierung an der ZVK-Spitze,
- Ablesen vor Druckausgleich,
- Ablesen beim Husten und Pressen,
- Lageveränderungen,
- Überdruckbeatmung und
- Obstruktion pulmonaler Gefäße.

! **Verlaufskontrollen des ZVD aussagekräftiger als einzelne Absolutwerte.**

2.4 Arterienpunktion

Indikation

Für die Arterienpunktion gibt es zwei Indikationen:
- ▶ BGA, arteriell und
- ▶ direkte Blutdruckmessung zur Bestimmung des MAP.

Technik

DieArterienpunktion wird folgendermaßen durchgeführt:
- ▶ Material:
  - BGA: 2–5 ml-Luerspritze (heparinisiert), Luerkanüle 24 G (A. radialis) oder 18 G (A. femoralis), Desinfektionsspray, sterile Handschuhe, steriles Lochtuch, sterile Tupfer, Verbandsmaterial, Mundschutz.

- MAP: Kunststoffkanüle mit Madrin, spezielles Kathetersystem, Druckwandler, Druckmessgerät.

▶ Punktionsstellen:
- A. radialis oder
- A. femoralis.

▶ Durchführung der BGA:
- A. radialis: Handgelenk überstrecken, Palpation der Pulsation, Lokaldesinfektion, Luerkanüle 24 G mit aufgesetzter Spritze im Winkel von 30° von distal nach proximal einstechen, helles Blut pulsiert in die Spritze, Punktionsstelle 5 Min. gut komprimieren, Druckverband.
- A. femoralis: Rückenlage, Hüfte eher überstreckt, harte Unterlage, Lokaldesinfektion, Desinfektion der linken Hand (Zeige- und Mittelfinger), damit A. femoralis palpieren, medial V. femoralis, lateral N. femoralis. A. femoralis soll zwischen Zeige- und Mittelfinger der linken Hand verlaufen, die Finger 1 cm spreizen, zwischen beiden Fingern senkrecht zur Haut Luerkanüle 18 G mit aufgesetzter Spritze einstechen, helles Blut pulsiert in die Spritze, Punktionsstelle 5 Min. gut komprimieren, dann Sandsack 30 Min..

2.5 Pleurapunktion

Definition

Man unterscheidet bei der Pleurapunktion:

▶ Diagnostische Punktion: Zytologische, bakteriologische, chemisch-serologische Auswertung.

▶ Therapeutische Punktion: Entlastungspunktion, Pleuraspülung, Instillationsbehandlung.

Indikation

Pleuraerguss, Pneumothorax, Hämatothorax, Zytostatikainstillation.

Technik

Die Technik der Pleurapunktion sieht folgendermaßen aus:

- Material: Pleurapunktionsset mit Rotanda-Spritze und Punktionskanüle 16 G, 5–10 ml Spritzen, 5–10 ml 1%iges Lidocain, Desinfektionsspray, sterile Handschuhe, sterile Tupfer, Verbandsmaterial.
- Punktionsstellen: Festlegung durch Auskultation und Perkussion (Vergleich mit Röntgen-Thorax), hintere Axillar- oder mittlere Skapularlinie, im ICR unterhalb der Perkussionsdämpfungsgrenze, nie tiefer als 7.–8. ICR, also Punktion am *Oberrand* der 8.–9. Rippe.
- Durchführung: Patientin mit angehobenen, verschränkten Armen aufsetzen (Stuhl rittlings, Arme auf Armlehne), Hautdesinfektion, LA an Punktionsstelle bis auf die Pleura parietalis, Punktionskanüle mit aufgesetzter Spritze senkrecht zur Haut ansetzen, Einstich am oberen Rippenrand bis Erguss aspiriert wird, Punktionskanüle gegen Plastikkanüle austauschen und Schlauchsystem mit Rotanda-Spritze anschließen, bei vollständiger Entleerung der Pleuraflüssigkeit entsteht Hustenreiz.

! **Maximales Punktionsvolumen 1 l pro Sitzung.**

Komplikation

Folgende Komplikationen können auftreten:

- Leber- oder Milzverletzung,
- Verletzung von Interkostalgefäßen,
- Infektions- und Keimverschleppung und
- Ventilationsstörung.

2.6 Aszitespunktion

Definition

Man unterscheidet bei der Aszitespunktion:

- Diagnostische Aszitespunktion: Zytologische, bakteriologische, chemisch-serologische Auswertung.
- Therapeutische Aszitespunktion: Entlastungspunktion, Drainage der Abdominalhöhle, Zytostatikainstillation.

Technik

Die Technik der Aszitespunktion sieht folgendermaßen aus:

- Material:
  - Diagnostische Punktion: 20–50 ml-Spritze, Punktionskanüle 13 G, Desinfektionsspray.
  - Therapeutische Punktion: Braunüle 18 G, kleines Skalpell, Schlauchsystem mit Auffangbeutel, 5–10 ml 1%iges Lidocain, 5–10 ml Spritzen, Desinfektionsspray, Nadelhalter, Nahtmaterial, steriles Lochtuch, Verbandmaterial.
- Punktionsstellen: Linker (optimal) oder rechter Unterbauch, Übergang zwischen äußerem und mittlerem Drittel zwischen Nabel und Spina iliaca anterior superior.
- Durchführung:
  - Harnblase entleeren.
  - Hautdesinfektion.
  - Diagnostische Punktion: Punktionskanüle mit aufgesetzter Spritze unter Aspiration einstechen, Einstich ohne große Kraft, geringer Widerstand in der Faszienschicht, Aspiration des Aszites, Verband.
  - Therapeutische Punktion: Lokalanästhesie, Haut mit Skalpell minimal inzidieren, Braunüle vorschieben bis Widerstand nachlässt, nach Entfernung der Nadel, fließt Aszites ab, Schlauchsystem mit Auffangbeutel anschließen, Pflasterfixierung, nach Ablassen des Aszites Verband, ggf. Einstichwunde mit Naht versorgen.

! **Aszitesableitung nur langsam, Kollapsgefahr.**

2.7 Harnblasenpunktion

Definition

Suprapubische Blasenpunktion aus diagnostischen oder therapeutischen Gründen.

Indikation

Für die Blasenpunktion gibt es mehrere Indikationen:

- Diagnostische Blasenpunktion: Sterile Gewinnung von Blasenurin zur zytologischen, bakteriologischen und laborchemischen Auswertung.
- Therapeutische Blasenpunktion:
  - Suprapubischer Blasenkatheter bei Harnverhalt, Messung der Urinproduktion, Flüssigkeitsbilanzierung, peri- und postoperative Urinableitung und
  - Spül- und Instillationstherapie.

Technik

Folgende Technik wird angewandt:

- Material:
  - Diagnostische Punktion: 20 ml Spritze, Punktionskanüle 18 G, ggf. längere Nadel bei Adipositas, Desinfektionsspray.
  - Therapeutische Punktion: Harnblasenpunktionsset (Cystofix®), Schlauchsystem mit Urinbeutel, Desinfektionsspray, sterile Handschuhe, steriles Lochtuch, 5–10 ml 1%iges Lidocain, 5–10 ml Spritzen, Verbandsmaterial.
- Punktionsstelle: 2–3 cm oberhalb der Symphysenoberkante in der Medianlinie.

- Durchführung:
  - Rückenlage.
  - Ausreichende Blasenfüllung durch Palpation oder Ultraschall überprüfen. Ggf. Trinken lassen oder retrograde Blasenfüllung über transurethralen Katheter.
  - Rasur der Pubesbehaarung.
  - Desinfektion der Haut.
  - Diagnostische Punktion: Punktionsstelle markieren, Punktion senkrecht in die Tiefe, Aspiration von Urin.
  - Therapeutische Punktion: Punktionsstelle markieren, Lokalanästhesie, Probepunktion mit Anästhesienadel, Punktionskanüle des Harnblasenpunktionssets in die Blase vorschieben, wenn Widerstandsverlust und Urinfluss im Katheter, Kanüle zurückziehen, aufklappen und entfernen, Blasenkatheter weiter vorschieben und fixieren (Ballon, Naht, Pflasterverband), Schlauchsystem mit Urinbeutel anschließen.

Komplikation

Als Komplikationen sind möglich:
- Blutung bei Punktion,
- Darmverletzung,
- Lokalinfektion und
- Verstopfung des Katheters, Katheterpflege!

2.8 Magensonde

Definition

Man unterscheidet zwei Arten von Magensonden:
- Kurzzeitsonden für Diagnostik und intraoperative Sekretabsaugung.
- Verweilsonden für Ernährung und Sekretabsaugung bei intestinaler Obstruktion.

Technik

Patientin soll aufrecht sitzen, Kopfneigung nach ventral, Lidocainspray in Mund-Nasenrachen-Raum, Lidocain-Gel auf die Sondenspitze (Gleitmittel), Magensonde über Mund oder Nase einführen und unter Schlucken in den Rachenraum schieben. Beim weiteren Vorschieben Patientin immer zum fortwährenden Schlucken auffordern, bis Magensekret aus der Sonde abfließt. Bei Husten oder Luftnot an Sondierung der Trachea denken!

! **Magensonden im Kühlschrank aufbewahren, da durch weniger Flexibilität das Einführen leichter.**

KAPITEL 3 Gynäkologische Notfälle

3.1 Karzinomblutung

Definition

Bei der Karzinomblutung unterscheidet man:
- Vaginale Blutung: Vom normalen Zyklus unabhängige Blutung und als Metrorrhagie in Art und Stärke lebensbedrohlich.
- Intraabdominale Blutung.

Ursache

Die Karzinomblutung kann folgende Ursachen haben:
- Vaginale Blutung: Fortgeschrittenes Zervix- oder Korpuskarzinom (Arrosion der Gefäße, Abstoßung der Nekrosen).
- Intraabdominale Blutung: Kapselvenenruptur bei Ovarialkarzinom.

Klinik

- Vaginale Blutung:
  - Spekulumeinstellung (Vorsicht!) zeigt Scheide voller Blut und Koagel.
  - Portio vaginalis ganz oder zum Teil in Karzinomkrater oder exophytischen Tumor umgewandelt.
  - Flächige oder spritzende Blutung, auf Berührung verstärkt.
  - Palpation (Vorsicht!), Palpationsbefund variabel, meist ausgedehnte Tumormassen im kleinen Becken.
- Intraabdominale Blutung:
  - Unterbauchschmerz zunehmend, Druckschmerz einseitig, später gesamter Unterbauch.
  - Abwehrspannung, Übelkeit, Brechreiz.
  - Volumenmangelschock: Blässe, Zyanose, kalter Schweiß, schwach fühlbarer Puls, Tachykardie, Verwirrtheit, Bewusstlosigkeit (s. Kap. 1.1.1).

Sofortmaßnahmen:

- Lokale Blutstillung: Tumorbereich mit Hämostyptikum (Clauden®) abdecken, dann feste Scheidentamponade, vorher transurethraler Blasenkatheter.
- Lagerung flach, Beine hoch (30°, Autotransfusion).
- Venöse Zugänge, 2–3 großlumige periphere Verweilkanülen.
- Volumensubstitution (s. Kap. 1.1.1).
- Sauerstoffzufuhr: Maske (6–10 l/Min.).
  Nasensonde (2–6 l/Min.).
- Sedierung: Diazepam (Valium®) 5–10 mg i. v. .
- Rettungswagen.

! Keine Gefäßumstechung oder Elektrokoagulation versuchen.

Diagnostik

Inoperables Tumorleiden meist schon bekannt. Klärung der Operabilität durch präoperative Diagnostik (PE zur Histologie, Zystoskopie, Rektoskopie, US, Nieren-US, CT, MRT, Labor); ggf. verkürzte Diagnostik bei Entscheidung zur Laparotomie (intraabdominale Blutung).

Therapie

Als therapeutische Maßnahmen kommen in Frage:

- Operative Maßnahmen: Probelaparotomie, Ligatur der A. iliaca interna.
- Konservative Maßnahmen:
  - Volumensubstitution (s. Kap. 1.1.1),
  - Bluttransfusion (s. Kap. 1.1.1),
  - Scheidentamponade über einige Tage liegen lassen, wenn vaginale Blutung steht,
  - Anxiolyse: Diazepam (Valium®) nach Bedarf,
  - Analgesie: Peripher und zentral angreifende Analgetika nach Bedarf,

- Afterloading bei weiterer vaginaler Blutung (Strahlentherapeut) und
- arterielle Embolisation (Radiologe).

3.2 Uterusperforation

Definition

Man unterscheidet drei Formen der Uterusperforation:

- Einfache Uterusperforation: Perforation durch Sonde oder dünnen Hegar-Stift mit oft blandem klinischem Verlauf.
- Schwere Uterusperforation: Perforation der Gebärmutterwand mit großer Läsion (Abortfasszange!) und massiver intraabdominaler Blutung.
- Gedeckte Uterusperforation: Perforation im Bereich der Parametrien oder des Blasenbodens mit variabler Klinik.

Ursache

Hysteroskopie, Abrasio, Abortabrasio, IUP-Einlage.

! **Zervixdilatation über Hegar 14 kann zum Einreißen der Uterusseitenwand führen!**

Klinik

Die folgenden klinischen Symptome treten auf:

- Instrumentarium hat keinen Widerstand mehr, es „versinkt in der Gebärmutter".
- Bei schwerer Perforation finden sich Appendices epiploicae oder Darmanteile in der Scheide.
- Verstärkte Blutung ex utero.
- Massive intraabdominale Blutung: Verschlechterung des Allgemeinzustandes mit Blässe, Zyanose, kaltem Schweiß, schwach gefülltem Puls, Tachykardie, Verwirrtheit, Bewusstlosigkeit bis

hin zum Volumenmangelschock (s. Kap. 1.1.1). Auch bei gedeckter Perforation Schockgeschehen möglich!
- Abwehrspannung der Bauchdecken spricht für akutes Abdomen (s. Kap. 1.6).

Sofortmaßnahmen:

- ▶ Operativen Eingriff abbrechen,
- ▶ venöse Zugänge, 2–3 großlumige periphere Verweilkanülen,
- ▶ Volumensubstitution: Zunächst Elektrolyt-Lsg. (Tutofusin®) oder Ringer-Laktat-Lsg. (Sterofundin®), bei Volumenmangelschock (s. Kap. 1.1.1) und
- ▶ Uterotonika: Methylergometrin (Methergin®) 0,2 mg langsam i. v., bei schwerer Blutung Sulproston (Nalador®-500) 500 μg (1 Amp.) auf 250 ml 0,9 % NaCl über Perfusor 120–500 ml/h (5–17 μg/Min.) i. v. .

Diagnostik

Die Diagnostik umfasst:
- RR, Puls, Atemfrequenz,
- Urinausscheidung, Diurese > 40 ml/h erforderlich,
- Labor: BB, CRP, Blutgruppe, Kreuzblut, Gerinnungsstatus (Quick, PTT, PTZ, Thrombozyten),
- Ultraschall: Intraabdominale Flüssigkeit, Defekt der Uteruswand?
- Laparoskopie bei klinischer Verschlechterung.

Therapie

Therapeutisch kommen die Laparoskopie und die Laparotomie in Frage.
- ▶ Laparoskopie: Als diagnostischer und therapeutischer Eingriff sinnvoll. Zur Fortführung des abgebrochenen, intrauterinen Ein-

griffs, Beurteilung und Verschluss der Perforationsstelle (Fotodokumentation!).
- Laparotomie: Bei Verdacht auf großflächige Läsion der Uteruswand bzw. zunehmender Verschlechterung der Klinik, operative Versorgung der Perforationsstelle, Hysterektomie als ultima ratio.

! **Hysterektomie bei Blasenmole oder Korpuskarzinom.**

3.3 Genitaltrauma durch Unfall

Definition

Prellung, Schürfung, Labienriss, Hämatom, Pfählungsverletzung, penetrierende Verletzung durch die Bauchdecke.

Ursache

Ursachen für ein Genitaltrauma sind:
- Sturz auf Geländer, Zaun, Fahrradrahmen,
- Penetration durch spitze Stangen oder Zaunteilen und
- Verkehrsunfall.

Klinik

! **Unfallhergang sehr wichtig, um das Ausmaß des Traumas zu kalkulieren.**

Die Klinik ist vielfältig:
- Schürfung, Prellung, Hämatom der Vulva und des Mons pubis durch Sturz auf Geländer, Zaun, Fahrradrahmen. Hämatom der Vulva auch bei Beckenring- oder Symphysenfraktur!
- Pfählungsverletzung und penetrierende Bauchverletzung können äußeres und inneres Genitale sowie weitere Organe betreffen:
  - Harnblase (blutiger Urin),

- Harnleiter (Abriss bei Beckenringfraktur) und
- Rektosigmoid (Stuhlabgang).

▶ Blutungen nach außen und/oder innen können zum Volumenmangelschock führen (s. Kap. 1.1.1).

▶ Starke Schmerzen.

Sofortmaßnahmen:

▶ Lokalbehandlung bei geringem Trauma:
- Kühlung des Hämatoms und
- Nahtversorgung im Vulvabereich (Vicryl 3×0, Kosmetik!).

▶ Schmerz- und Schockbekämpfung bei schwerem Trauma:
- Lagerung flach, Beine hoch (30°, Autotransfusion, Bauchdecken entspannt),
- venöse Zugänge, 2–3 großlumige periphere Verweilkanülen,
- Volumensubstitution (s. Kap. 1.1.1),
- Analgesie: Pentazocin (Fortral®) i. v.,
- Sauerstoffzufuhr: Maske, Nasensonde, Guedel-, Safar-Tubus, Intubation und Beatmung (s. Kap. 2.1),
- Transport mit Rettungshubschrauber in ein operatives Zentrum (Unfallchirurg, Gynäkologe, Urologe) und

▶ sterile Vorlage im Vulvabereich.

Diagnostik

Zusätzliche Maßnahmen zu Diagnostik und Überwachungsmaßnahmen (s. Kap. 1.1.1, Diagnostik und Überwachung) sind:
- Exakte Revision des Genitale,
- klinische und technische Untersuchung der Nachbarorgane (US, CT, MRT, Darmspiegelung, Zystoskopie) und
- interdisziplinäres Konsil (Unfallchirurg, Gynäkologe, Urologe, Radiologe).

Therapie

Die Therapie beinhaltet:
- Sicherung der Vitalfunktion und Kreislaufstabilisierung und
- Vorbereitung zu operativen Maßnahmen: Entscheidung ob vaginales oder abdominales Vorgehen von gynäkologischer Seite sinnvoll. Bei Operation müssen Funktionserhaltung und plastisch-kosmetische Gesichtspunkte im Vordergrund stehen (Fertilität, Vita sexualis).

3.4 Kohabitationsverletzung

Ursache

Defloration, Verletzung bei anatomischer Anomalie (z. B. Vaginalseptum), postmenopausale Genitalatrophie, abnorme Sexualpraktiken.

! Anamnese von größter Wichtigkeit.

Klinik

Die Klinik beinhaltet folgende Symptome:
- Blutung nach Kohabitation,
- diffuse Unterbauchbeschwerden und
- Abgang von Stuhl oder Urin über die Scheide.

Sofortmaßnahmen:

- Keine Tamponade der Scheide,
- sterile Vorlage im Vulvabereich,
- Lagerung flach, Beine hoch (30°, Autotransfusion),
- venöse Zugänge, 2–3 großlumige periphere Verweilkanülen,
- Volumensubstitution (s. Kap. 1.1.1, Sofortmaßnahmen),
- Analgesie: Pentazocin (Fortral®) i. m.,
- Anxiolyse: Diazepam (Valium®) nach Bedarf und
- Rettungswagen.

Diagnostik

- Sorgfältige Spekulumeinstellung,
- meist geringe Läsion mit mäßiger Blutung, dennoch starke Verunsicherung der Patientin,
- Lokalisation der Läsion: Introitus, Klitorisgegend, Damm, hinteres Scheidengewölbe, hintere Vaginalwand und
- ausgedehnte Läsionen mit Eröffnung von Harnblase, Rektum oder Douglas-Raum sind selten, kommen aber vor!

Therapie

Die Therapie beinhaltet:
- Nahtversorgung (Vicryl 3×0) in Lokal- oder Allgemeinanästhesie,
- Analgesie: Pentazocin (Fortral®) i m. und
- ausgedehnte Verletzungen mit Beteiligung der Nachbarorgane erfordert interdisziplinäre Therapie (Chirurg, Urologe, Gynäkologe).

3.5 Vergewaltigung

Definition

Vergewaltigung ist das Erzwingen eines Beischlafs mit Gewalt oder durch Drohung mit gegenwärtiger Gefahr für Leib und Leben (§ 177 StGB). Die Tat gilt als vollendet, wenn es zum Eindringen des Penis in den Scheidenvorhof kommt; das vollständige Eindringen oder eine Ejakulation sind keine Voraussetzungen. Tatbestände der Notzucht im Strafrecht umfassen die §§ 173–180 StGB, die neben dem Schutz der Frau vor Nötigung zum Beischlaf auch den von Schutzbefohlenen, Gefangenen, Kindern, Jugendlichen unter 18 Jahren, Verwandten und Widerstandsunfähigen beiderlei Geschlechts zum Ziel haben.

Vorgehen

Vergewaltigung und sexuelle Nötigung bedeuten einen massiven Eingriff in die Persönlichkeit des Opfers. Die seelischen Schäden sind oft gravierender als die körperlichen Verletzungen.

Folgendes ist von Bedeutung:
- Behutsame Exploration ohne Störung von außen (Telefon!).
- Alle Untersuchungsschritte und Maßnahmen zur Befunddokumentation (Farbfoto) sollten vorher erklärt werden.
- Keine persönliche Bewertung und keine individuelle Schuldzuweisung.
- Keinen Zweifel an der Glaubwürdigkeit des Opfers äußeren.
- Dem Opfer sollte zur sofortigen Strafanzeige geraten werden, um die Fahndung nach dem Täter einzuleiten.

! **Befunddokumentation exakt und lückenlos mittels Skizze, Farbfoto, Lineal als Messmaßstab.**

Die *schriftliche Fixierung* folgender Punkte ist unbedingt notwendig:
- Untersuchungszeitpunkt,
- Tatzeitpunkt und -örtlichkeit,
- Angaben zum Tathergang (Polizei, Opfer), insbesondere Art der sexuellen Handlung (vaginaler, analer, oraler GV, Ejakulation, Kondom?),
- hat sich das Opfer nach der Tat gewaschen und
- Befreiung von der ärztlichen Schweigepflicht (Kriminalpolizei, Staatsanwaltschaft, Gericht, Ehepartner).

Diagnostik

Die notwendige Diagnostik umfasst folgende Punkte:
- Anamnese:
  - Letzte Periode, letzter GV vor Straftat, Verhütungsmittel,
  - Genussmittel- und Medikamentenanamnese und
  - Angaben zu Schmerzen und Verletzungen.

- Allgemeinzustand:
  - Alkohol, Drogen, psychischer Zustand und
  - Beurteilung der Kleidung: Zerrissen, schmutzig, blutig, fleckig?

! **Kleidungsstücke mit Spuren von Blut, Speichel, Haaren von Polizei asservieren lassen (Klarsichtfolienbeutel).**

- Ganzkörperuntersuchung:
  - Häufige Lokalisation der Verletzungen: Hals, Oberarme, Handgelenke, Mammae, Unterbauch, Oberschenkel (Innenseite).
  - Hämatome: Durch Festhalten des Opfers sind Hals, Innenseiten von Oberarmen und Unterschenkeln besonders betroffen. Altersschätzung durch Farbton (anfangs blaurot, nach 4 Tagen gelb bzw. nach 7 Tagen grün).
  - Würge- und Strangulationsmale.
  - Sturzverletzungen: Kopf, Ellenbogen, Kniebereich.
  - Hautkratzer und -schürfungen: Durch Herunterreißen der Kleidung besonders im Unterbauch- und Brustbereich.
  - Bissverletzungen.

! **Verletzungen des Genitale eher selten, extragenitale Verletzungen weitaus häufiger.**

- Genitalbefund:
  - Äußeres Genitale: Rötung, Schürfung, Blutung, Verletzung im Vulva- und Introitusbereich

! **Schamhaare auskämmen (Fremdanhaftungen!).**

  - Inneres Genitale: Deflorationsverletzung, Beschreibung des Hymens, Vaginalverletzungen (hinteres Scheidengewölbe), uterine oder vaginale Blutungen.

Als *Zusatzdiagnostik* sind noch durchzuführen:

Für kriminaltechnische Untersuchungen werden *Wattetupfer* für Abstriche verwendet, an der Luft getrocknet, einzeln mit Klebeetikett beschriftet und aufbewahrt. *Objektträger* werden ebenfalls an der Luft getrocknet, beschriftet und aufbewahrt.

- Abstriche:
  - Scheidenvorhof,
  - hinteres Scheidengewölbe,
  - Zervikalkanal,
  - Anus (Tathergang) und
  - Mundbereich (Tathergang).
- Nativpräparat sofort mikroskopieren: Spermien beweglich 5–8 h oder unbeweglich 24–48 h nach GV.
- Mikrobiologischer Abstrich.
- Spermaspuren am Körper mit angefeuchtetem Wattetupfer abreiben.
- Speichelspuren am Körper mit angefeuchtetem Wattetupfer abreiben.
- Blutentnahmen (EDTA-Röhrchen): HIV, Blutgruppe, DNA-Analytik, Alkohol, SST, LSR, Gonokokkenreaktion.
- Urinprobe.
- Hygieneartikel: Tampon, Binde, Slipeinlage asservieren.

Therapie

Folgende therapeutische Maßnahmen sind notwendig:
- Krankenhauseinweisung bei ausgedehnten Kohabitationsverletzungen,
- Krankenhauseinweisung bei psychischer Auffälligkeit und
- postkoitale Kontrazeption: Tetragynon® 2×2 Tbl. im Abstand von 12 h.

3.6 Fremdkörper in der Scheide

Ursache

Scheidenfremdkörper haben bei Kindern und Erwachsenen unterschiedliche Ursachen.
- Kinder: Meist Spielzeug, Kugeln, Murmeln, gelegentlich Haarnadeln.
- Erwachsene: Seltener „vergessener" Tampon, Medikamentenapplikator, sexuelle Perversion.

Klinik

Die Klinik ist vielschichtig:
- Foetider, gelblich-grüner, blutiger Fluor vaginalis,
- Vulvovaginitis ggf. Adnexitis,
- diffuse oder lokalisierbare Unterbauchbeschwerden,
- akutes Abdomen möglich bei Perforation,
- blutiger Urin bei Harnblasenläsion und
- unkontrollierter Stuhlabgang bei Rektumläsion.

Diagnostik

Die Diagnostik umfasst folgende Maßnahmen:
- Spekulumeinstellung,
- rektale Untersuchung,
- Vaginoskopie bei Kindern,
- Ultraschall und
- Röntgen-Abdomen.

Therapie

Die Therapie ist unterschiedlich:
- Kinder:
  - Vaginoskopische Fremdkörperextraktion mittels Fasszange,
  - Antiseptika intravaginal: Betaisodona® Vaginalgel und
  - Sitzbäder: Tannolact® oder Kaliumpermanganat.
- Erwachsene:
  - Spiegeleinstellung und Fremdkörperentfernung mit der Kornzange und
  - Antiseptika intravaginal: Betaisodona® Vaginalgel.
- Bei Perforation, komplizierter Gewebeläsion oder schwieriger Lage des Fremdkörpers operatives Vorgehen je nach Befund.

! **Größte Vorsicht bei scharfkantigen Gegenständen oder Glas.**

3.7 Ovarialzystenruptur

Ursache

Meist Ruptur einer Follikel-, Corpus luteum-, Endometriose-, Paraovarialzyste oder eines serösen Ovarialkystoms. Durch das Zerreißen von Blutgefäßen können massive intraabdominale Blutungen mit peritonealen Reizerscheinungen auftreten.

Klinik

Die auftretenden Symptome sind vielfältig:

- Zunehmende Unterbauchschmerzen,
- Druckschmerz einseitig, später gesamter Unterbauch,
- Abwehrspannung der Bauchdecken,
- Übelkeit, Brechreiz und
- Volumenmangelschock: Blässe, Zyanose, kalter Schweiß, schwach fühlbarer Puls, Tachykardie, Verwirrtheit, Bewusstlosigkeit (s. Kap. 1.1.1).

! Immer an Extrauteringravidität denken!

Sofortmaßnahmen

- ▶ Lagerung flach, Beine hoch (30°, Autotransfusion),
- ▶ venöse Zugänge, 2–3 großlumige periphere Verweilkanülen,
- ▶ Sauerstoffzufuhr: Maske (6–10 l/Min.), Nasensonde (2–6 l/Min.),
- ▶ Volumensubstitution (s. Kap. 1.1.1),
- ▶ Sedierung: Diazepam (Valium®) 5–10 mg i.v. und
- ▶ Rettungswagen.

Diagnostik

Die Diagnostik stützt sich auf:
- RR, Pulsoxymetrie, Atemfrequenz,
- Ultraschall,
- Douglas-Punktion und
- Labor: BB, CRP, Blutgruppe, Kreuzprobe, Kreuzblut, Gerinnungsstatus (Quick, PTT, PTZ,Thrombozyten, Fibrinogen, FSP, AT III), Elektrolyte.

Differentialdiagnose

Stieldrehung von Adnextumoren oder Myomen (s. Kap. 3.8), Extrauteringravidität (s. Kap. 4.2).

Therapie

Die Therapie beinhaltet:
- Volumensubstitution (s. Kap. 1.1.1),
- Bluttransfusion (s. Kap. 1.1.1),
- Laparoskopie mit operativem Vorgehen nach Befund und unter Berücksichtigung der Vorstellungen der Patientin (Fertilität!) und/oder
- Laparotomie.

3.8 Stieldrehung von Adnextumoren oder Myomen

Ursache

Stieldrehung bedeutet Unterbrechung der Blutzirkulation, weil sich ein mit einem anderen Körperorgan in Verbindung stehender, gestielter Tumor um die eigene Achse dreht. Als Folge ergibt sich eine venöse Stauung in der Geschwulst; bei Verlegung der Arterien ergibt sich eine Nekrose des Tumors. Man unterscheidet:

- ▶ Langsame Stieldrehung: Tumor- oder Myomwachstum, Darmperistaltik, Hochsteigen des Tumors aus dem kleinen Becken.
- ▶ Akute Stieldrehung: Ruckartig, abgebremste Bewegung (Lagewechsel, Umdrehen im Bett, Bücken, Heben, Springen).

Klinik

Die Symptome bei langsamer und akuter Stieldrehung sind:

- Langsame Stieldrehung:
  - Schmerzen im Unterbauch,
  - Fieber,
  - Abwehrspannung der Bauchdecken,
  - Übelkeit, Brechreiz und
  - druckdolenter Tumor.
- Akute Stieldrehung:
  - Plötzlicher, massiver Bauchschmerz aus vollster Gesundheit,
  - verfallenes Aussehen,
  - Abwehrspannung der Bauchdecken,
  - Pulsbeschleunigung,
  - Schweißausbruch,
  - Übelkeit, Brechreiz, Erbrechen und
  - druckdolenter Tumor.

Sofortmaßnahmen

- Lagerung mit Entspannung der Bauchdecken (Knierolle).
- Analgesie: Pentazocin (Fortral®) i. v., keine Opiate!
- Rettungswagen, Rettungshubschrauber.

Diagnostik

! Typische Anamnese von großer Wichtigkeit.

Die Diagnostik umfasst folgende Untersuchungen:

- RR, Pulsoxymetrie, Atemfrequenz,
- Ultraschall,
- Labor: BB, CRP, BSG, Gerinnungsstatus (Quick, PTT, PTZ, Thrombozyten, Fibrinogen, FSP, AT III), Elektrolyte und
- Laparoskopie (s. Therapie).

Differentialdiagnose

Akutes Abdomen (s. Kap. 1.6), Ovarialzystenruptur (s. Kap. 3.7).

Therapie

Therapeutisch kommen in Frage:

- Operative Laparoskopie bei kleinerem Tumor/Myom, Eingriff frühestmöglich durchführen, Detorquieren nur vor Gewebeschädigung sinnvoll.
- Laparotomie.

3.9 Ovarielles Überstimulationssyndrom

Definition

Komplikation bei Stimulationstherapie zur Ovulationsauslösung mit polyzystischer Vergrößerung der Ovarien, insbesondere bei der assistierten Reproduktion.

Ursache

Iatrogen bedingt durch Antiöstrogene oder häufiger durch Gonadotropine (10–30 %).

Klinik

Klinisch unterscheidet man drei Stadien:

▶ Stadium I (leicht):
- Ovarialzysten bis 5 cm,
- freie Flüssigkeit im Douglas-Raum,
- Abdominalbeschwerden (Meteorismus) und
- übermäßige Steroidhormonproduktion (Serum-E_2 >1500 pg/ml).

- Stadium II (mittel):
  - Ovarialdurchmesser bis 12 cm,
  - freie Flüssigkeit im kleinen Becken,
  - Übelkeit, Brechreiz,
  - Abwehrspannung der Bauchdecken und
  - Hämokonzentration (Hkt 45–50 %).
- Stadium III (schwer):
  - Ovarialdurchmesser >12 cm,
  - freie Flüssigkeit auch im Oberbauch (Aszites),
  - generalisierte Ödeme (Anasarka),
  - Erbrechen, Diarrhoe,
  - Hämokonzentration (Hkt >50 %),
  - Leukozytose (>15000/µl) und
  - erhöhte Transaminasen.

Sofortmaßnahmen:

- Stimulationstherapie sofort abbrechen!
- Stadium I: Schonung, engmaschige Kontrolluntersuchungen.
- StadiumII/III: Klinikeinweisung!

Diagnostik und Überwachung

Die Diagnostik umfasst:
- Ultraschall: Zystenvermessung, Aszites?
- Gewichtskontrolle.
- Bilanzierung Ein- und Ausfuhr, Diurese >40 ml/h erforderlich.
- Labor: BB, Blutgruppe, Kreuzblut, Gerinnungsstatus (Quick, PTT, PTZ, Thrombozyten, Fibrinogen, FSP, AT III), Elektrolyte, Gesamteiweiß, β-HCG, Serum-E_2.

Therapie

- Stadium I:
  - Abwartende Haltung,
  - Mobilisierung zur Thromboseprophylaxe,

- reichlich orale Flüssigkeitszufuhr,
- orale Eiweißzulage.

▶ Stadium II/III:
- Bettruhe,
- Antithrombosestrümpfe,
- low-dose-Heparinisierung (Monoembolex®),
- Volumenersatz unter Beachtung der Laborwerte: Elektrolyt-Lsg. (Tutofusin®), max. 40 ml/kgKG/24 h, entspricht 2800 ml/70 kg KG und 10% Hydroxyäthylstärke 200 (HAES-steril 10%®), max. 20 ml/kgKG/24 h, entspricht 1400 ml/70 kg KG,
- Plasmaproteinsubstitution (Human-Albumin® 20%),
- Entlastungspunktion der Ovarialzysten unter Ultraschallkontrolle nur bei massivsten Verdrängungserscheinungen,
- Aszitespunktion (s. Kap. 2.6),
- Analgesie: Pentazocin (Fortral®) i. v.,
- Diuretika wegen Oligurie oder Anurie (s. Kap. 1.4) und
- Laparotomie nur als ultima ratio bei lebensbedrohlichen Blutungen oder akutem Abdomen (Zystenruptur, Stieldrehung).

3.10 Toxisches Schock-Syndrom

Ursache

Toxine von Staphylococcus aureus im Zusammenhang mit:
- Tampons am Menstruationsende,
- Wochenbett,
- Immunsuppression,
- Intrauterinpessar und
- Operationswunde.

Klinik

Folgende Symptome können auftreten:
▶ Fieber >39 °C (plötzlicher Beginn),
▶ Scharlachähnliches Exanthem,
▶ Erbrechen, Übelkeit, Diarrhoe,

- Myalgie, Muskelschwäche,
- Konjunktivitis,
- Petechien,
- Hyperämie der Schleimhäute,
- Bewusstseinsstörung, Desorientiertheit und
- septischer Schock (s. Kap. 1.1.1, 1.1.2, Klinik).

Sofortmaßnahmen:

- Tamponentfernung,
- venöse Zugänge, 2–3 großlumige periphere Verweilkanülen,
- Lagerung flach, Beine hoch (30°),
- Sauerstoffzufuhr: Maske, Nasensonde, Intubation und Beatmung (s. Kap. 2.1),
- Volumenersatz (s. Kap. 1.1.1, Sofortmaßnahmen) und
- Rettungswagen, Rettungshubschrauber.

Diagnostik und Überwachung

Folgende diagnostische Maßnahmen sind zu treffen:

- RR, Pulsoxymetrie, Atemfrequenz,
- ZVK, ZVD (s. Kap. 2.2, 2.3),
- Röntgen-Thorax,
- BGA, arteriell (s. Kap. 2.4),
- Bilanzierung Ein- und Ausfuhr, Diurese >40 ml/h erforderlich,
- Körpertemperatur,
- Labor: BB, CRP, Gerinnungsstatus (Quick, PTT, PTZ, Thrombozyten, Fibrinogen, FSP, AT III, Faktoren V, VIII, IX, X, XII, XIII), Elektrolyte, Kreatinin, Harnstoff, GOT, GPT, Bilirubin,
- Materialgewinnung zum Staphylokokkennachweis (Vaginal-, Haut-, Schleimhautabstriche) und
- Abnahme von Blutkulturen, 2–3 Abnahmen bei Fieberanstieg und Schüttelfrost.

Differentialdiagnose

Sepsis anderer Ursache, Scharlach, Leptospirose, Kawasaki-Syndrom, Lyell-Syndrom, Arzneimittelallergie.

Therapie

Die Therapie entspricht Kap. 1.1.2, Therapie.
Als Antibiotikum Flucloxacillin (Staphylex®) 3–4 mal 1–2 g i.v. /24 h verabreichen.

3.11 Adnexitis, Pelveoperitonitis

Ursache

Als Ursache kommen aszendierende und deszendierende Infektionen mit breitem Erregerspektrum in Frage:

- Aszendierende Infektion (häufig):
  - Kolpitis führt zu Endometritis, Salpingitis, Adnexitis, Pelveoperitonitis, Peritonitis, Sepsis, septischer Schock (s. Kap 1.1.2).
  - Abort, Partus, IUP, intrauterine Operation.
- Deszendierende Infektion (seltener):
  - Per continuitatem: Appendizitis, perityphlitischer Abszess, Sigmoiditis, Peritonitis.
  - Hämatogene Ausbreitung: Tuberkulose.
- Infektionserreger: Strepto-, Staphylo-, Enterokokken, Kolibakterien, Anaerobier, Mykoplasmen, Chlamydien (30–40 %), Gonokokken.

Klinik

Klinisch unterscheidet man:

- Akute Adnexitis:
  - Plötzliche Unterbauchschmerzen, einseitig oder beidseitig,
  - Fieber,

- übelriechender, gelblich-grünlicher Fluor vaginalis,
- postmenstruelle Schmierblutungen,
- Schmerzen beim GV,
- Übelkeit, Meteorismus, Brechreiz (Pelveoperitonitis),
- Abwehrspannung der Bauchdecken (Pelveoperitonitis) und
- Wechsel von Obstipation und Diarrhoe.

! **Art und Schwere der Infektionssymptomatik unterschiedlich, dadurch 40–50 % Fehldiagnosen.**

▶ Chronische Adnexitis: Restzustände einer akuten Adnexitis mit Beschwerden in Abhängigkeit von der Aktivität der Entzündung (BSG guter Indikator), häufig sind festzustellen:
- Unterbauchschmerzen,
- Kreuzschmerzen (Adhäsionen),
- Retroflexio uteri fixata,
- Dysmenorrhoe,
- Dyspareunie,
- rezidivierender Fluor vaginalis und
- psychische Auswirkungen.

! **Chronische Adnexitis kann jederzeit in akuten Schub übergehen.**

Diagnostik

Die Diagnostik beinhaltet folgende Untersuchungen:
- Druckdolenz der Adnexe ein- oder beidseitig, im gesamten Unterbauch bei Pelveoperitonitis.
- Dolente, teigige Adnextumore.
- Portioschiebeschmerz.
- Dolente Tumorbildung im kleinen Becken bei Abszedierung: Pyosalpinx, Tuboovarialabszess, Douglas-Abszess.
- Nativsekret/Amintest: Aminkolpitis, Leukozyten, Erythrozyten, Kokken, Döderlein-Bakterien, Trichomonaden.
- Mikrobiologischer Zervixabstrich für Kultur und Resistenzprüfung. Abnahme vor Antibiotikagabe!

- Ultraschall: Freie Flüssigkeit, Ovarien unscharf, Saktosalpinx, Adnextumore.
- Labor: BB, BSG, CRP, β-HCG, Urinsediment, Gerinnungsstatus (Quick, PTT, PTZ, Thrombozyten).
- Laparoskopie: Massive Hyperämie des inneren Genitale, entzündliche Auflagerungen, Pyo-, Hydro-, Saktosalpinx, Exsudat in der Bauchhöhle, Sekretentnahme für Kultur und Resistenzprüfung.

Differentialdiagnose

Appendizitis, Extrauteringravidität, Endometriose (s. Tabelle 3.1), M. Crohn, Colitis ulcerosa, Divertikulitis.

Therapie

Die Therapie umfasst:

- Antiphlogistika: Diclofenac (Voltaren®) 100–150 mg/24 h p. o. oder Ibuprofen (Urem®) max. 800 mg/24 h p. o. .
- Antibiotika: Bei schwerem Krankheitsbild i. v.-Antibiose mindestens 4 Tage bzw. nach Entfieberung noch 1–2 Tage. Initialtherapie mit Doxycyclin (Vibramycin®, Vibravenös®, Supracyclin®) 100–200 mg/24 h i. v. und Metronidazol (Clont®, Flagyl®, Anaerobex®) 1500 mg/24 h i. v. . Umsetzen auf spezifische Antibiotika nach Kultur und Resistenzprüfung. Therapie mit effektivem Antibiotikum 10–14 Tage.
- Operative Therapie: Laparotomie bei Tuboovarialabszessruptur, Peritonitis, Versagen der konservativen Therapie, Ileus. Douglas-Punktion und Drainage bei Douglas-Abszess.
- Konservative Maßnahmen: Bettruhe und Eisblase, lokale Scheidensanierung (Betaisodona® Vaginalgel), IUP-Entfernung, ausreichende Flüssigkeitszufuhr.

Tabelle 3.1. Differentialdiagnose von Adnexitis, Appendizitis und Extrauteringravidität

Diagnose	Adnexitis	Appendizitis	Extrauteringravidität
Schmerz	Ziehend, beidseitig	Wandernd zum Mc Burney	Einseitig, stechend, krampfartig
Befund	Portioschiebeschmerz, dolente Adnexe, übelriechender, eitriger Fluor	Loslassschmerz, Übelkeit, Stuhlverhalt, kein Fluor	Portioschiebeschmerz, Schmierblutung, kein Fluor
Zyklusanamnese	Beginn oft postmenstruell	Unauffällig	Sekundäre Amenorrhoe, β-HCG positiv
Temperatur rektal/axillär	Differenz >1°C	Differenz >1°C	Keine Differenz
Labor	Leukozyten erhöht	Leukozyten >10.000/µl	Leukozyten normal
Ultraschall	Freie Flüssigkeit, Ovarien unscharf, Tube darstellbar, Adnextumore	Genitale unauffällig	Freie Flüssigkeit, leeres Uteruskavum, Tube oft verdickt, selten extrauterine Fruchtblase
Komplikationen	Begleitappendizitis, Pelveoperitonitis, EU, Verwachsungen	Begleitadnexitis, Perforation, Verwachsungen	Tubarruptur, Schock, EU-Rezidiv

3.12 Bartholinischer Abszess

Ursache

Folgende Ursachen kommen in Betracht:

- Primäre Infektion und Verschluss des Ausführungsganges der Bartholinischen Drüse.
- Sekundäre Infektion der aufgestauten Drüse mit Abszessbildung.
- Infektionserreger: Staphylokokken, Kolibakterien, Anaerobier, Gonokokken.

Klinik

Die Klinik umfasst folgende Symptome:

- Starke Schmerzen beim Sitzen, Gehen und bei der Defäkation und
- entzündliche Tumorbildung im hinteren Drittel der großen Labie, einseitige Rötung und Schwellung.

Therapie

Therapeutisch geht man folgendermaßen vor:

- Inzision an der Innenseite der großen Labie mit Drainage (Gummilasche).
- Mikrobiologische Abstriche für Kultur und Resistenzprüfung.

KAPITEL 4 Notfälle in der Schwangerschaft

4.1 Abort

Ursache

Variable maternale und/oder fetale Ursachen, selten Trauma, Abtreibung.

Klinik

Es kommen folgende Notfälle vor:
- Abort mit starker Blutung:
  - Sekundäre Amenorrhoe,
  - Schwangerschaftstest positiv,
  - Unterbauchschmerzen (Kontraktionen),
  - starke, vaginale Blutung und
  - Gewebeabgang (Fet, Plazenta).
- Septischer Abort:
  - Fieber >39°C, Schüttelfrost,
  - vaginale Blutung mäßig bis stark,
  - eitriger Fluor,
  - Abwehrspannung der Bauchdecken (Pelveoperitonitis),
  - Übelkeit, Meteorismus, Brechreiz (Pelveoperitonitis),
  - Bewusstseinseintrübung,
  - Oligurie, Anurie (s. Kap. 1.4),
  - Tachypnoe, Dyspnoe und
  - septischer Schock: Hyperdyname Frühphase, hypodyname Spätphase (s. Kap. 1.1.2, Klinik).

Diagnostik und Überwachung

Die diagnostischen Maßnahmen umfassen:
- Abort mit starker Blutung:
  - RR, Pulsoxymetrie, Atemfrequenz,
  - gynäkologische Untersuchung: Blutungsstärke, Zervikalkanal geschlossen oder offen, Abortgewebe sichtbar (Histologie), Uteruskonsistenz und -größe, Adnexbefund,

Sofortmaßnahmen:

- Lebensbedrohliche Blutung:
  - Lagerung flach, Beine hoch (30°, Autotransfusion), sterile Vorlage im Vulvabereich,
  - venöse Zugänge, 2–3 großlumige periphere Verweilkanülen,
  - Volumenersatz (s. Kap. 1.1.1, Sofortmaßnahmen),
  - Sauerstoffzufuhr: Maske, Nasensonde und
  - Rettungswagen, Rettungshubschrauber.
- Septischer Abort:
  - Venöse Zugänge, 2–3 großlumige periphere Verweilkanülen,
  - Volumenersatz (s. Kap. 1.1.1, Sofortmaßnahmen),
  - Sauerstoffzufuhr: Maske, Nasensonde und
  - Rettungswagen, Rettungshubschrauber.

  - Ultraschall,
  - Körpertemperatur,
  - Urinausscheidung, Diurese >40 ml/h erforderlich,
  - Labor: BB, Blutgruppe, Kreuzprobe, Gerinnungsstatus (Quick, PTT, PTZ, Thrombozyten, Fibrinogen, FSP, AT III)
  - Volumenmangelschock (s. Kap. 1.1.1, Diagnostik und Überwachung).
- Septischer Abort:
  - RR, Pulsoxymetrie, Atemfrequenz,
  - gynäkologische Untersuchung (s. o.),
  - Ultraschall,
  - Körpertemperatur,
  - Bilanzierung Ein- und Ausfuhr, Diurese >40 ml/h erforderlich,
  - Labor: BB, CRP, PMN-Elastase, BSG, Blutgruppe, Kreuzprobe, Gerinnungsstatus (Quick, PTT, PTZ, Thrombozyten, Fibrinogen, FSP, AT III, D-Dimere), Elektrolyte, Harnstoff, Kreatinin, GOT, GPT, Bilirubin,

- mikrobiologischer Zervixabstrich für Kultur und Resistenzprüfung,
- BGA, arteriell (s. Kap. 2.4) und
- septischer Schock (s. Kap. 1.1.1, 1.1.2, Diagnostik und Überwachung).

Differentialdiagnose

Extrauteringravidität (s. Kap. 4.2), Blasenmole (s.Kap. 4.3), Karzinomblutung (s. Kap. 3.1), Adnexitis, Pelveoperitonitis (s. Kap. 3.11).

Therapie

Die therapeutischen Maßnahmen umfassen:

- ▶ Abort mit starker Blutung:
  - Großzügiger Volumenersatz (s. Kap. 1.1.1, Therapie),
  - Erykonzentrate bei Blutverlust über 30 % Gesamtvolumen (s. Tabelle 1.1),
  - Abortkürette nach Zervixdilatation (>Hegar 14, Vorsicht!) in Narkose,
  - Uterotonika: Oxytocin (Syntocinon®) 3 IE/10 IE i.v. /i.m., Methylergometrin (Methergin®) 0,2 mg i.v. /i.m. oder bei starker Blutung: Sulproston (Nalador®-500) 500 μg (1 Amp.) auf 250 ml 0,9 % NaCl über Perfusor 50–500 ml/h (2–17 μg/Min.) i.v. intra- bzw. postoperativ,
  - Analgesie: Pentazocin (Fortral®), Piritramid (Dipidolor®) i.m. /i.v. und
  - Anti-D-Prophylaxe (Rhesogam®) bei rh-negativen Frauen.
- ▶ Septischer Abort (s. Kap. 1.1.2, Therapie):
  - Antibiotika: Initialtherapie mit Cefotaxim (Claforan®) 3×2 g/24 h i.v. *und* Metronidazol (Clont®) 2×500 mg/24 h i.v.. Umsetzen auf spezifische Antibiotika nach Kultur und Resistenzprüfung!
  - Entleerung des Uterus durch Weheninduktion mit Sulproston (Nalador®-500) 500 μg (1 Amp.) auf 250 ml 0,9 % NaCl über Perfusor 50–250 ml/h (2–8 μg/ Min.) i.v.. Vorsicht, kein Zervixpriming durch lokale Prostaglandinanwendung!

- Nach Ausstoßung schonende Kürettage,
- Uterotonika (s. o.),
- Analgetika (s. o.) und
- Anti-D-Prophylaxe (Rhesogam®) bei rh-negativen Frauen.

4.2 Extrauteringravidität

Definition

Schwangerschaft außerhalb des Cavum uteri, in 99 % als Tubargravidität. Ovarial- oder Abdominalschwangerschaften extrem selten.

Ursache

Verzögerung des Eitransportes (Hormone, IUP), Störung der Tubendurchgängigkeit (Endometriose, Adnexitis), peritubare Verwachsungen.

Klinik

! **Klinik abhängig von Lokalisation der Tubargravidität.**

▶ Implantation im ampullären Tubenteil führt zum *Tubarabort* mit chronischem Verlauf (Abb 4.1):
- Sekundäre Amenorrhoe 6–8 Wochen, Schwangerschaftstest positiv,
- schwache vaginale Blutung,
- Unterbauchschmerz, meist einseitig, wehenartig in Schüben und
- Schwächezustände, Kollapsneigung.

▶ Implantation im isthmischen Tubenteil führt zur *Tubarruptur* mit akuter Symptomatik (Abb. 4.1):
- Sekundäre Amenorrhoe 6–8 Wochen, Schwangerschaftstest positiv,
- plötzlicher, starker Zerreißungsschmerz,

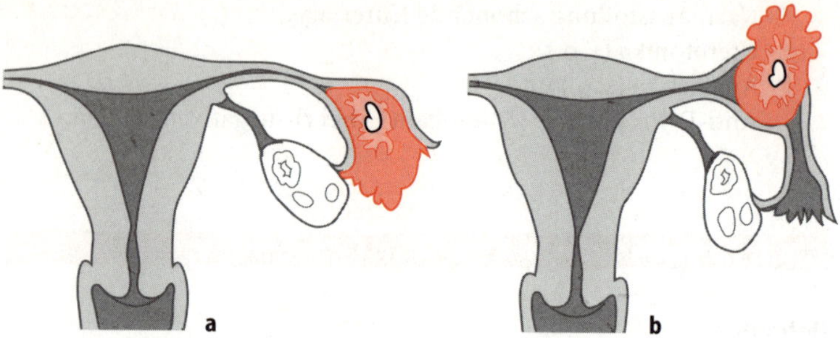

Abb. 4.1. Tubarabort (a) und Tubarruptur (b)

- Schulterschmerz (N. phrenicus),
- Abwehrspannung der Bauchdecken und akutes Abdomen (s. Kap. 1.6) und
- rapide Verschlechterung des Allgemeinzustandes mit folgendem Volumenmangelschock (s. Kap. 1.1.1).

Sofortmaßnahmen:

- s. Kap. 1.1.1, Sofortmaßnahmen und
- Rettungswagen, Rettungshubschrauber.

Diagnostik

! Reihenfolge und Umfang der Diagnostik richtet sich nach Zustand der Patientin.

Die Diagnostik umfasst:

- Gynäkologische Untersuchung: Vaginale Schmierblutung, Uterus etwas aufgelockert, jedoch Größe entspricht nicht SSW, Portioschiebeschmerz, dolente, teigige Resistenz im Adnexbereich, Douglas-Raum oft druckschmerzhaft und vorgewölbt.

- Ultraschall: Uteruskavum leer, hochaufgebautes Endometrium, freie Flüssigkeit im Douglas-Raum bzw. in der Bauchhöhle, ektope Fruchtblase?
- Douglas-Punktion: Nachweis von Koagel oder frischem Blut bei Tubarruptur und -abort möglich. Diagnostischer Wert zu Gunsten von US und Laparoskopie stark zurückgegangen!
- Labor: β-HCG im Serum oder Urin positiv, Werte jedoch niedriger als für SSW, BB, Blutgruppe, Kreuzblut, Gerinnungsstatus (Quick, PTT, PTZ, Thrombozyten), Elektrolyte.
- Laparoskopie: Blut im Abdomen, bläulich-rote aufgetriebene Tube, Hämatosalpinx, peritubares Hämatom, rupturierte Tube?

Differentialdiagnose

Abort (s. Kap. 4.1), scherzhafte Frühgravidität, Appendizitis (s. Tabelle 3.1), akute Adnexitis (s. Tabelle 3.1), Ovarialzystenruptur (s. Kap. 3.7), stielgedrehter Adnextumor (s. Kap. 3.8).

Therapie

! Kinderwunsch zwingt zu tubenerhaltendem Vorgehen (Anamnese, präoperatives Gespräch).

- Laparotomie: Primär bei Schock (Tubarruptur), sekundär bei laparoskopisch nicht operablem Befund. In der Regel keine primäre Laparotomie!
- Laparoskopie:
  - Organerhaltendes Vorgehen: Absaugen von Blut und Koagel, Nidationsstelle sichten, aus Tubentrichterbereich lässt sich Fruchtanlage meist durch Exprimieren oder Absaugen entfernen, sonst Salpingotomie, Exprimieren der EU, ggf. Naht der Tube, ausgiebige Spülung zur Adhäsionsprophylaxe.
  - Salpingektomie: Tube und Fruchtanlage werden durch 3-Schlingen-Technik oder nach bipolarer Koagulation von Gefäßen der Mesosalpinx abgetragen, ausgiebige Spülung zur Adhäsionsprophylaxe.

- Konservatives Vorgehen: Bei V.a. Tubarabort mit blander Symptomatik und β-HCG <300 U/l, keine wesentliche Blutung ins Abdomen (US), BB unauffällig, abwartende Haltung unter stationärer Kontrolle zu verantworten.
- Anti-D-Prophylaxe (Rhesogam®) bei rh-negativen Frauen.

4.3 Blasenmole

Definition

Hydropische Degeneration der Trophoblastzotten mit und ohne Embryo; Zotten sind in stecknadelkopf- bis bohnengroße Bläschen umgewandelt. Fließende Übergänge zu invasiven und metastasierenden Formen gestationsbedingter Trophoblasterkrankungen möglich.

Klinik

Die Klinik umfasst folgende Symptome:
- Sekundäre Amenorrhoe, Schwangerschaftstest positiv,
- Hyperemesis, übersteigerte Schwangerschaftsbeschwerden,
- vaginale Blutung: Schmierblutung bis starke, lebensbedrohliche Blutung,
- Abgang von „Bläschen" und
- wehenartige Unterbauchschmerzen.

Sofortmaßnahmen:

- Starke, lebensbedrohliche Blutung: s. Kap. 4.1, Sofortmaßnahmen, Therapie.
- Rettungswagen, Rettungshubschrauber.

Diagnostik

Die Diagnostik beinhaltet:

- Gynäkologische Untersuchung: Uterus für SSW zu groß, Konsistenz teigig und weich, uterine Blutung von wechselnder Stärke.
- β-HCG: Serumwerte stark bis extrem erhöht (>1 Mio. U/l).
- Ultraschall: „Schneegestöber" (echoreiche, wabige Struktur der Plazenta, ggf. Tiefenwachstum in das Myometrium), Amnionhöhle zu klein, Embryo vorhanden oder fehlend.
- Luteinzysten der Ovarien (10 %), meist doppelseitig.

Differentialdiagnose

Abort (s. Kap. 4.1), Mehrlingsgravidität.

Therapie

Die Therapie richtet sich nach der Klinik:

▶ Starke, bedrohliche Blutung:
- Saugkürettage (Hegar 14), anschließend Revision des Uteruskavums mit großer scharfer Kürette.
- Uterotonika: Sulproston (Nalador®-500) 500 µg (1 Amp.) auf 250 ml 0,9 % NaCl über Perfusor 50–250 ml/h (2–8 µg/Min.) i. v..
- Uterusperforation oder lebensbedrohliche Blutung erfordert Hysterektomie.

! Erykonzentrate bereitstellen, je größer der Uterus, um so mehr.

▶ Intakte Blasenmole: Entleerung des Uterus nach Zervixreifung und Weheninduktion (s. Kap. 4.1, septischer Abort, Therapie).

4.4 Placenta praevia

Definition

Abnorme Plazentation in den zervixnahen Abschnitten des Uterus. Es werden dabei die Placenta praevia totalis, partialis und marginalis von der tiefsitzenden Plazenta unterschieden.

Ursache

Unklar.

Klinik

Die Symptome sind vielfältig:
- Rezidivierende oder kontinuierliche Blutung wechselnder Stärke (Schmierblutung bis Massivblutung!) im 3. Trimenon *oder* unter der Geburt.
- Oft vorher „annoncierende" Blutungen (Anamnese!).
- Keine Schmerzen, Abdomen nicht gespannt (DD vorzeitige Plazentalösung).
- Meist keine oder nur geringe Wehentätigkeit.
- Blutung sub partu beginnt vor Blasensprung!
- Vorangehender Teil des Kindes über Beckeneingang, oft Lageanomalie (Schräg- oder Querlage!).

Diagnostik

Folgende Untersuchungen sind durchzuführen:
- Ultraschall: Abdominaler US (volle Harnblase), Plazentasitz, Lage und Größe des Feten, retroplazentares Hämatom?
- Spekulumuntersuchung: MM-Weite, Blutung aus Ektopie, Varizen, Zervixkarzinom, Plazentagewebe sichtbar?
- CTG: Kindliche Herzfrequenz, Wehentätigkeit? Kind erst bei erheblichen Zotteneinrissen gefährdet bzw. sekundär bei hohem Blutverlust der Mutter.

Sofortmaßnahmen:

- Keine vaginale oder rektale Tastuntersuchung!
- Keine Tamponade!
- Lagerung flach, Beine hoch (30°, Autotransfusion), sterile Vorlage im Vulvabereich.
- Venöse Zugänge, 2–3 großlumige periphere Verweilkanülen.
- Volumenersatz (s. Kap. 1.1.1, Sofortmaßnahmen).
- Sauerstoffzufuhr: Maske, Nasensonde.
- Rettungswagen, Rettungshubschrauber.
- Lebenbedrohliche Blutung in der Klinik:
  - Sofort Operationslagerung,
  - Volumenersatz (s. Kap. 1.1.1, Sofortmaßnahmen),
  - sofort Sectio caesarea und
  - weiterer Volumenersatz (s. Kap. 1.1.1, Therapie).

- Labor: BB, Blutgruppe, Kreuzblut, Gerinnungsstatus (Quick, PTT, PTZ, Thrombozyten), Elektrolyte, HbF-Färbung (Vaginalblut).

Differentialdiagnose

Vorzeitige Plazentalösung (s. Kap. 4.5), Zervixkarzinom, Portioerosion, Varizen, verstärktes Zeichnen bei drohender Frühgeburt.

Therapie

Die Therapie richtet sich nach der Blutungsstärke:
- Lebensbedrohliche Blutung (s. Sofortmaßnahmen).
- Mittelstarke Blutung:
  - Placenta praevia totalis oder partialis: Sectio caesarea.
  - Placenta praevia marginalis oder tiefsitzende Plazenta: Wenn kindlicher und mütterlicher Zustand sowie geburtshilfliche Situation es erlauben, vaginale Entbindung versuchen. Bei ge-

schlossenem MM oder sekundär zunehmender Blutung Sectio caesarea notwendig!

- Schwache Blutung ohne Gefährdung: Konservative Therapie (Tokolyse, Lungenreifeförderung, Bluttransfusion) kann sinnvoll sein.
- Intrauteriner Fruchttod: Bei Gefährdung der Mutter (Placenta praevia totalis, starke Blutung) muß Sectio caesarea erfolgen!

4.5 Vorzeitige Plazentalösung

Definition

Blutung zwischen Plazenta und Uterusinnenwand. Retroplazentares Hämatom führt zur Ablösung der normal sitzenden Plazenta.

Ursache

Präeklampsie, Hypertonus, Alkohol-, Nikotin- und Drogenabusus gelten als begünstigende Faktoren. Äußeres Trauma (Verkehrsunfall, Prügelei) manchmal direkter Auslöser, zumeist Ursache unklar (50–70 %).

Klinik

Folgende Symptome treten bei vorzeitiger Plazentalösung auf:

- Plötzlicher Dauerschmerz im Unterbauch.
- Brettharter, druckschmerzhafter Uterus („Holzuterus“) durch Dauerkontraktion (Tetanus uteri bzw. „Wehensturm“).
- Vaginale Blutung (80 %), Blutverlust nach außen variabel, geringe Blutung auch bei schweren Fällen möglich!
- Volumenmangelschock: Blässe, Zyanose, Angst, kalter Schweiß, Tachykardie, Tachypnoe, Unruhe, Verwirrtheit, kollabierte Halsvenen, Bewusstlosigkeit.
- Verbrauchskoagulopathie (s. Tabelle 1.2).

! **Oft Diskrepanz zwischen vaginalem Blutverlust und Schocksymptomatik.**

Sofortmaßnahmen:

- Keine vaginale oder rektale Untersuchung!
- Lagerung flach, Beine hoch (30°, Autotransfusion),
- venöse Zugänge, 2–3 großlumige periphere Verweilkanülen,
- Volumensubstitution (s. Kap. 1.1.1, Sofortmaßnahmen),
- Sauerstoffzufuhr: Maske, Nasensonde,
- Sedierung: Diazepam (Valium®) 5–10 mg i.v.,
- Analgesie: Pethidin (Dolantin®) 50–100 mg i. m. und
- Rettungswagen, Rettungshubschrauber.

Diagnostik und Überwachung

Die Diagnostik umfasst folgende Maßnahmen:

- RR, Pulsoxymetrie, Atemfrequenz.
- Ultraschall:
  - Retroplazentares Hämatom beweisend für die Diagnose.
  - Schweregrad der Plazentaablösung: Leicht entspricht 1/3, mittelschwer entspricht 1/3–2/3, schwer entspricht > 2/3 der Haftfläche.
  - Frisches Hämatom hyperechogen, altes Hämatom hypoechogen im Vergleich zum Plazentagewebe.
- CTG: Fetale distress Zeichen, in schweren Fällen zeigt sich terminale Bradykardie.
- Labor: BB, Blutgruppe, Kreuzblut, Gerinnungsstatus (Quick, PTT, PTZ, Thrombozyten, Fibrinogen, FSP, D-Dimere, AT III, Faktoren V, VIII, IX, X, XII, XIII), Elektrolyte, Harnstoff, Kreatinin.
- BGA, arteriell (s. Kap. 2.4).
- Bilanzierung Ein- und Ausfuhr, Diurese > 40 ml/h erforderlich.

Therapie

Bei massiver Plazentalösung gilt es zu verhindern:
- ▶ Volumenmangelschock (s. Kap. 1.1.1),
- ▶ Verbrauchskoagulopathie (s. Tabelle 1.2),
- ▶ akutes Nierenversagen (s. Kap. 1.4).

Folgende *Therapie* ist einzuleiten:
- Volumenersatz (s. Kap. 1.1.1, Sofortmaßnahmen, Therapie).
- Heparinisierung: 300–800 IE/h i.v. über Perfusor bei Verbrauchskoagulopathie, wenn AT III > 70 %. PTT-Kontrollen!
- AT III < 70 %: Kybernin HS®, 1000–2000 IE i.v. initial, dann zielgerichtet nach Laborkontrollen in 2–4 h.
- Analgesie: Pethidin (Dolantin®) 50–100 mg i.v., Pentazocin (Fortral®) 30 mg i.v. oder Piritramid (Dipidolor®) 15–30 mg i.v..

Grundsätze für das weitere Vorgehen:
- ▶ Gerinnungsstörung oder lebensbedrohliche Blutung: Sofort Sectio caesarea aus mütterlicher Indikation. Verbrauchskoagulopathie prä-, intra- und postoperativ behandeln (s. Kap. 1.1.1, 1.1.2).
- ▶ Lebendiges oder lebensfähiges Kind: Sofort Sectio caesarea, wenn Spontangeburt nicht unmittelbar bevorsteht. Gerinnungsstatus!
- ▶ Kind abgestorben: Vaginale Entbindung anstreben. Blasensprengung, Oxytocin-Infusion (Syntocinon® 5 IE/500 ml Glucose 5 %) oder Sulproston (Nalador®-500) 500 µg, (1 Amp.) auf 250 ml 0,9 % NaCl über Perfusor 50–250 ml/h (2–8 µg/Min.) i.v. . Gerinnungsstatus! Bei zunehmender Verbrauchskoagulopathie sofort Sectio caesarea aus mütterlicher Indikation.

4.6 Eklamptischer Anfall

Definition

Generalisierte tonisch-klonische Krämpfe im Rahmen einer Eklampsie (schwangerschaftsinduzierte Hypertonie mit Gestationsproteinurie und Krampfanfällen).

Ursache

Vasospasmus der Hirngefäße.

Klinik

Folgende Symptome können auftreten:

- Prodromalzeichen (drohende Eklampsie):
  - Kopfschmerzen, Augenflimmern, Sehstörungen, Ohrensausen,
  - Übelkeit, Erbrechen, Schwindel, Somnolenz und
  - motorische Unruhe vor tonisch-klonischem Krampfanfall.
- Tonische Phase (20 Sek.):
  - Muskelstarre infolge Dauerkontraktion: Fibrilläre Zuckungen im Gesicht, Kopf steif zur Seite gedreht, Arme angewinkelt, Beine angezogen,
  - Protrusio bulbi, Pupillen weit, starrer Blick und
  - Atemstillstand.
- Klonische Phase (1–2 Min.):
  - Rhythmische Zuckungen mit Kontraktion und Entspannung in kurzen Intervallen, Beginn im oberen Körperbereich, Ausbreitung zu den Extremitäten,
  - Zungenbiss,
  - stöhnende Atmung und
  - Zyanose.
- Koma: Nicht obligat, Dauer unterschiedlich.

Sofortmaßnahmen:

- Licht- und Lärmreize vermeiden: Fenster schließen (Straßenlärm), Raum abdunkeln.
- Aspiration und Zungenbiss verhindern (stabile Seitenlagerung, Gummikeil).
- Antikonvulsiva: Diazepam (Valium®) 10–20 mg über 2 Min. i.v. (Atemdepression!) oder Magnesiumsulfat (Mg-5-Sulfat Amp. 50 % entspricht 5 g/10 ml) 2–4 g langsam i.v..
- Hypertone Krise bei RR diast. >150 mmHg:
  Dihydralazin (Nepresol® Inject) 6,25–12,5 mg entspricht 1/4–1/2 Amp. über 2 Min i.v.,
  auf RR-Abfall achten, CTG-Kontrolle.
- Atemwege freihalten (Guedel-Tubus).
- Sauerstoffzufuhr: Maske, Nasensonde.
- Venöse Zugänge, 2–3 großlumige periphere Verweilkanülen.
- Rettungswagen, Rettungshubschrauber.

Diagnostik und Überwachung

Die diagnostischen Maßnahmen umfassen:

- RR, Pulsoxymetrie, Atemfrequenz,
- EKG (s. Abb. 2.4),
- ZVK, ZVD 4–6 cm H_2O (s. Kap. 2.2, 2.3),
- BGA, arteriell (s. Kap. 2.4),
- neurologischer Status: Hyperreflexie?
- Ultraschall, Doppler-US,
- CTG: Dauerüberwachung (Kreißsaal),
- Labor: BB, Elektrolyte, Kreatinin, Harnsäure, Gesamt-EW, BZ, GOT, GPT, LDH, Gerinnungsstatus (Quick, PTT, PTZ, Thrombozyten, Fibrinogen, FSP, D-Dimere, AT III, Faktor V),
- Bilanzierung Ein- und Ausfuhr, Diurese >40 ml/h erforderlich, Gewichts- und Ödemkontrolle, Proteinurie >5 g/24 h? und
- Augenhintergrundkontrolle.

Differentialdiagnose

Epilepsie (s. Kap. 1.3), Coma uraemicum, hepaticum, diabeticum (s. Kap. 1.2), hysterischer Anfall, Sinusvenenthrombose, Subarachnoidalblutung, Intoxikation.

Therapie

Die therapeutischen Maßnahmen beinhalten:

- Antikonvulsiva, Fortführung über Perfusor: Diazepam (Valium®) 20 mg/h i. v. initial, sodann 3–5 mg/h i. v. (max. 120 mg/24 h) *oder* Magnesiumsulfat (Mg-5-Sulfat Amp. 50 % entspricht 5 g/10 ml) 1 g/h i. v. . Vorsicht bei Überdosierung droht Atemstillstand, Kontrolle des Magnesiumspiegels (2–3 mmol/l). Mg-Antidot: Kalziumglukonat 10 % 10 ml über 3 Min. i. v. .
- Antihypertensiva, Fortführung über Perfusor: Dihydralazin (Nepresol® Inject) 50 mg (2 Amp.) auf 500 ml 0,9 % NaCl, zunächst 20 ml/h, Dosierung nach RR (max. 100 mg/24 h).
- Low-dose-Heparinisierung: Liquimin® 3×5000 IE/24 h s. c. .
- Hypoproteinämie: Humanalbumin 20 % 3×50 ml/24 h i. v. (Ziel: ZVD 4–8 cm H_2O).
- Hypovolämie: 10 % Hydroxyäthylstärke 200, max. 20 ml/kgKG/24 h entspricht 1400 ml/70 kg KG (Ziel: ZVD 4–8 cm H_2O).

! Vorsicht! Keine kristalloiden Infusionslösungen, Gefahr von Lungen- und Hirnödem.

- Diuretika: Furosemid (Lasix®), Dosierung nach ZVD, Bilanzierung Ein- und Ausfuhr (Diruese > 40 ml/h?), Elektrolytkontrollen!
- Beendigung der Schwangerschaft: Entscheidung zum vaginalen oder abdominalen Entbindungsmodus nach klinischen Befunden der Mutter und des Feten. Meist Sectio caesarea aus mütterlicher Indikation.

! Jeder weitere Eklamptische Anfall bedeutet Lebensbedrohung für die Schwangere.

4.7 HELLP-Syndrom

Definition

Das HELLP-Syndrom ist eine Sonderform der Präeklampsie mit Hämolyse, Leberfunktionsstörung und Thrombozytopenie (hemolysis, elevated liver enzymes, low platelet count).

Ursache

Primärursache ungeklärt, letztlich lässt sich die Symptomatik durch die Störung der Mikrozirkulation und die intravasale Gerinnungsaktivierung erklären.

Klinik

Die Leitsymptome sind:

- Oberbauchschmerz rechts und/oder Schmerz im Epigastrium (85–90 %),
- Kopfschmerzen (95 %), Sehstörungen, Augenflimmern,
- Übelkeit, Erbrechen,
- Ikterus,
- Ödeme,
- Haut- und Schleimhautblutungen und
- Somnolenz.

! **Präeklampsie-Symptomatik kann fehlen.**

Sofortmaßnahmen:

- Hypertone Krise (RR diast. > 150 mmHg) verlangt Antihypertensivum (s. Kap. 4.6, Sofortmaßnahmen). Vorsicht bei RR-Abfall, CTG-Kontrolle!
- Rettungswagen, Rettungshubschrauber.

Diagnostik

Es gilt zu verhindern:
- Verbrauchskoagulopathie (s. Tabelle 1.2),
- akutes Nierenversagen (s. Kap. 1.4),
- vorzeitige Plazentalösung (s. Kap. 4.5),
- intrauterine Asphyxie (s. Kap. 5.8),
- apoplektischer Insult und
- Leberkapselruptur (s. Kap. 1.6, Akutes Abdomen).

! **Maternale Mortalität 2–24%.**

Folgende Diagnostik ist einzuleiten:
- RR, Pulsoxymetrie, Atemfrequenz,
- ZVK, ZVD (s. Kap. 2.2, 2.3),
- EKG (s. Abb. 2.4),
- BGA, arteriell (s. Kap. 2.4),
- neurologischer Status: Hyperreflexie?

Tabelle 4.1. Diagnostik des HELLP-Syndrom

Untersuchung	Befund
Klinik	Schmerzen Oberbauch rechts und/oder Epigastrium, Kopfschmerzen, Sehstörungen, Augenflimmern, Übelkeit, Erbrechen, Ikterus, Ödeme, Somnolenz
Befunde	RR > 140/90 mmHg (50%), Hyperreflexie, Proteinurie > 5 g/24 h, Oligurie < 20 ml/h
Labor	Erniedrigte Werte: Hb, Thrombozytopenie < 100.000/µl (100%), Hkt, Haptoglobin, AT III, Fibrinogen Erhöhte Werte: GOT, GPT, LDH, γ-GT, indir. Bilirubin, Kreatinin, Harnsäure > 5 mg %, BZ Blutausstrich: Fragmentozyten, Stachelzellen, Schistozyten, Polychromasie
Ultraschall	Leberhämatome, IUGR

- Augenhintergrundkontrolle,
- Ultraschall, Doppler-US, Oberbauch-US,
- Internistisches Konsil,
- Bilanzierung Ein- und Ausfuhr, Diurese >40 ml/h erforderlich, Gewichts- und Ödemkontrolle,
- Proteinurie >5 g/24 h?
- CTG: Dauerüberwachung (Kreißsaal) und
- Labor: BB, Haptoglobin, Gerinnungsstatus (Quick, PTT, PTZ, Thrombozyten, Fibrinogen, FSP, D-Dimere, AT III, Faktor V), Elektrolyte, Kreatinin, Harnstoff, Harnsäure, Gesamt-EW, BZ, GOT, GPT, γ-GT, LDH, Bilirubin (Tabelle 4.1).

Differentialdiagnose

Akute Hepatitis, Cholezystolithiasis, idiopathisch-thrombozytopenische Purpura (M. Werlhof), thrombotisch-thrombozytopenische Purpura (M. Moschcowitz), hämolytisch-urämisches Syndrom, akute Schwangerschaftsfettleber.

Therapie

Die Therapie orientiert sich an der des Eklamptischen Anfalls (s. Kap. 4.6). Bei Progredienz muss die rasche Beendigung der Schwangerschaft in der Regel durch Sectio caesarea erfolgen. Vorher Ausgleich der Gerinnungsparameter, insbesondere Anhebung der Thrombozyten auf über 50.000/µl durch Thrombozytenkonzentrate sinnvoll. Konservatives Vorgehen nur bei leichterer Verlaufsform unter intensiver Überwachung ratsam.

4.8 Amnioninfektionssyndrom

Definition

Bakterielle Infektion der Fruchthöhle bei offener oder auch bei intakter Fruchtblase.

Ursache

Vorzeitiger Blasensprung, protrahierter Geburtsverlauf, häufige vaginale Untersuchungen sub partu, lymphogene bzw. hämatogene Ausbreitung einer mütterlichen Infektion (intakte Fruchtblase).
Meist multimikrobielle Infektion: Strepto-, Entero-, Pepto- und Peptostreptokokken, Kolibakterien, Gardnerella vaginalis, Chlamydien, Ureaplasma urealyticum, Anaerobier, Clostridien, Bacteroides-fragilis-Gruppe.

Klinik

Man unterscheidet mütterliche und kindliche Symptome:

- Mütterliche Symptomatik:
  - Fieber >38°C rektal, Schüttelfrost,
  - Tachykardie, Hypotonie,
  - vorzeitige Wehen, unspezifische Unterbauchschmerzen,
  - Druckdolenz des Uterus,
  - fötider Ausfluss bzw. Fruchtwasserabgang und
  - Septischer Schock: Hyperdyname Frühphase, hypodyname Spätphase (s. Kap. 1.1.2).
- Fetale Symptomatik:
  - Tachykardie >160 bpm ohne erkennbare Ursache (z. B. Tokolyse).

Sofortmaßnahmen:

- RR, Puls, Atemfrequenz,
- venöse Zugänge, 2–3 großlumige periphere Verweilkanülen und
- Volumenersatz: Kristalloide Infusionslösungen, Elektrolyt-Lsg. (Tutofusin®), max. 40 ml/kgKG/24 h entspricht 2800/70 kgKG.
- Rettungswagen.

! Man gibt 500 ml kristalloide Infusionslösung zusätzlich pro 1 °C Fieber.

Diagnostik und Überwachung

Folgende diagnostische Maßnahmen sind durchzuführen:

- RR, Pulsoxymetrie, Atemfrequenz,
- Körpertemperatur,
- Bilanzierung Ein- und Ausfuhr, Diurese >40 ml/h erforderlich,
- CTG,
- EKG (s. Abb. 2.4),
- Labor: BB (Linksverschiebung, >5% Stabkernige, Leukozyten >15.000/µl), CRP (>10 mg/l), BSG, PMN-Elastase, Gerinnungsstatus (Quick, PTT, PTZ, Thrombozyten, Fibrinogen, FSP, D-Dimere, AT III, Faktor V), Urinsediment,
- Nativsekret/Amintest,
- mikrobiologischer Zervixabstrich für Streptokokken-Schnelltest sowie Kultur und Resistenzprüfung. Abnahme vor Antibiotikagabe!
- Ultraschall, Doppler-US,
- Amniozentese: Bei intakter Fruchtblase und unklarer Diagnose Gewinnung von Fruchtwasser für mikrobiologische Untersuchung sinnvoll,
- klinische und technische Untersuchungen zur Diagnose anderer Infektionen außerhalb des Uterus (DD Harnwegsinfektion, Gastroenteritis, Appendizitis, Infektion des Respirationstraktes).

Therapie

Die Therapie richtet sich nach der Schwere der Symptomatik:

- In schweren Fällen: Schwangerschafts- oder Geburtsbeendigung. Je nach geburtshilflicher Situation vaginaler oder abdominaler Entbindungsmodus, meist Sectio caesarea. Postpartale Antibiotikatherapie von Mutter und Neugeborenem, bei septischem Schock (s. Kap. 1.1.2, Therapie).
- In leichteren Fällen: Versuch der Stabilisierung durch hochdosierte i. v.-Antibiotikagabe in folgender Kombination:
  - Cephalosporin III mit Clindamycin,
  - Ampicillin mit Gentamycin und Clindamycin und
  - Mezlocillin mit Gentamycin.

4.9 Unfalltrauma

Definition

Äußere Gewalteinwirkung auf den Organismus der Schwangeren. Bis zur 16. SSW schützt der Beckenring die Schwangerschaft, danach kann der Uterus von einer Gewalteinwirkung direkt betroffen werden. Neben den Folgen äußerer Gewalteinwirkung, die in den Bereich der Unfallheilkunde gehören, sind in der Schwangerschaft speziell zu befürchten:

- Vorzeitige Plazentalösung (s. Kap. 4.5),
- Frühgeburt (s. Kap 5.1),
- Uterusruptur (s. Kap. 5.7),
- intrauterine Asphyxie (s. Kap 5.8) und
- intrauteriner Fruchttod (s. Kap. 4.10).

Ursache

Die Ursachen können sein:

- Stumpfes Bauchtrauma (Verkehrs- und Sportunfall, Prügelei, Sturz) und
- Stich- und Schussverletzung.

Sofortmaßnahmen:

- Orientierende Untersuchung der Unfallpatientin:
  - Schock (s. Kap. 1.1),
  - Atem- und Kreislaufstillstand (s. Kap. 2.1),
  - abdominale Verletzung und/oder Hämatome,
  - offenes Bauchtrauma und
  - Pfählungsverletzung.
- Unfallanamnese: Unfallhergang und Unfallfolgen!
- Zustand des Feten:
  - Herztöne (Stethoskop, Doptone-Gerät) oder CTG und
  - Ultraschall, Doppler-US.
- Venöse Zugänge, 2–3 großlumige periphere Verweilkanülen.
- Volumenersatz (s. Kap. 1.1.1).
- Rettungswagen, Rettungshubschrauber.

! Keine Entfernung der eingedrungenen Fremdkörper am Unfallort wegen der Gefahr einer lebensbedrohlichen Blutung.

Klinik

Die Klinik umfasst folgende Symptome:
- Dauerschmerz im Unterbauch,
- vaginale Blutung unterschiedlicher Stärke,
- Fruchtwasserabgang, Wehentätigkeit, Geburtsbeginn,
- intrauterine Asphyxie und/oder
- keine Herztöne, keine Kindsbewegungen.

Diagnostik

Die diagnostischen Maßnahmen umfassen:
- CTG: Dauerüberwachung (Kreißsaal),
- Ultraschall, Doppler-US,
- gynäkologische Untersuchung: Blutung ex utero, Portiobefund, MM-Weite, Fruchtblase sichtbar?

! **Abort, vorzeitige Plazentalösung und intrauteriner Fruchttod können noch Tage nach dem Trauma auftreten.**

Therapie

Unfalltrauma und Schwangerschaft verlangen eine *interdisziplinäre Therapie*! Geburtshilfliche Entscheidungen sind abhängig von:
- Mütterlichem Zustand und Prognose.
- Beeinträchtigung des Feten und Schwangerschaftsalter. Anti-D-Prophylaxe bei rh-negativen Patientinnen!

4.10 Intrauteriner Fruchttod

Definition

Absterben des Feten in der 2. Schwangerschaftshälfte.

Ursache

Vorzeitige Plazentalösung (s. Kap. 4.5), Diabetes mellitus, Präeklampsie, Übertragung, Nabelschnurkomplikation, M. haemolyticus fetalis, Fehlbildungen, Drogenabusus, Infektionen.

Klinik

Die Symptomatik ist vielfältig:
- Keine Kindsbewegungen,
- vaginale Blutung,
- Fruchtwasserabgang (bräunlich-blutig),
- Abnahme von Bauchumfang und Fundusstand und
- Abnahme der subjektiven Schwangerschaftszeichen.

Sofortmaßnahmen:

- Herztöne (Stethoskop, Doptone-Gerät),
- venöser Zugang und
- Sedierung: Diazepam (Valium®) 5–10 mg i. v. .

Diagnostik

Die Diagnostik beinhaltet:
- Anamnese: Kindsbewegungen bis wann, Gewalteinwirkung, vaginale Blutung, Fruchtwasserabgang, Unterbauchschmerzen?
- CTG: Keine fetale Herzaktion.
- Ultraschall: Keine Herzaktion, keine Kindsbewegungen, retroplazentares Hämatom?
- Labor: BB, CRP, Blutgruppe, Kreuzblut, Gerinnungsstatus (Quick, PTT, PTZ, Thrombozyten, Fibrinogen, FSP, AT III), Elektrolyte, GOT, GPT, LDH, Bilirubin, Kreatinin, Harnstoff, Harnsäure.

Therapie

Es gilt zu verhindern:
- Verbrauchskoagulopathie (s. Tabelle 1.2),
- Amnioninfektionssyndrom (s. Kap. 4.8),

! **4 Wochen nach Absterben des Kindes droht Verbrauchskoagulopathie.**

Therapeutisch geht man folgendermaßen vor:

- Geburtseinleitung: Zunächst Zervixreifung mit Gemeprost (Cergem®) 1 mg Vaginaltablette alle 3–6 h (max. 5 mg/24 h), nach 6–8 h folgt Weheninduktion mit Sulproston (Nalador®-500) 500 µg (1 Amp.) auf 250 ml 0,9 % NaCl über Perfusor 50–250 ml/h (2–8 µg/Min.) i. v.,
- RR, Pulsoxymetrie, Atemfrequenz,
- EKG (s. Abb. 2.4),
- Bilanzierung Ein- und Ausfuhr, Diurese > 40 ml/h erforderlich,
- Sedierung: Diazepam (Valium®) 5–10 mg i. m.,
- Analgesie: Pethidin (Dolantin®) 50–100 mg i. m. oder
- Periduralanästhesie (Gerinnungsstatus!).

4.11 Drogenabusus

Definition

Drogenabhängigkeit bedeutet das sowohl körperlich sowie seelisch begründete „Nicht-mehr-entbehren-Können" eines Suchtmittels (Heroin, Codein, Morphinderivate, Benzodiazepine, Amphetamine, Kokain, Marihuana, Alkohol, Nikotin).

Komplikation

Vorzeitige Plazentalösung (s. Kap. 4.5), intrauteriner Fruchttod (s. Kap. 4.10), Plazentainsuffizienz, intrauterine Wachstumsretardierung, Embryopathie, Hepatitis C und B, HIV-Infektion.

Betreuung und Behandlung

- Genaue Drogenanamnese!
- Erkennen des Entzugssyndroms:
  - Mutter: Unruhe, Tremor, Schwitzen, Unterbauchschmerzen.
  - Kind: Starke Kindsbewegungen, intrauterine Asphyxie (CTG!).

- Behandlung des Entzugssyndroms: Levomethadon (L-Polamidon®) 2,5–5 mg i. m./i. v. initial, ggf. zusätzlich Diazepam (Valium®) 10–30 mg i. m./i.v.. Individualisierte Langzeitsubstitution im 2. und 3. Trimenon mit L-Polamidon und Diazepam p. o., ggf. in abfallender Dosierung (Überbrückungshilfe).
- Erkennen der Heroinüberdosierung:
  - Mutter: Miosis, Koma, Atemdepression, Lungenödem.
  - Kind: Intrauterine Asphyxie (CTG!).
- Behandlung der Heroinüberdosierung: Naloxon (Narcanti®) 0,4 mg i. v. unter intensivmedizinischer Überwachung.
- Psychische Betreuung: Arzt-Patientin-Beziehung wichtig für Schwangerschaft, Geburtsvorbereitung (Entspannungsübungen, Atemtechnik, Angstabbau).

! **Abrupter Drogenentzug in der Schwangerschaft kontraindiziert!**

Geburt

Folgende Maßnahmen sind unter der Geburt wichtig:

- Genaue Drogenanamnese!
- Entzugssymptomatik behandeln: Levomethadon (L-Polamidon®) 2,5–5 mg i. m./i. v., ggf. zusätzlich Diazepam (Valium®) 10–30 mg i. m./i. v..
- Hinzuziehung des Pädiaters.

! **Bei Drogenabusus an HIV-Infektion denken.**

KAPITEL 5 Notfälle bei der Geburt

5.1 Frühgeburt

Definition

Geburt vor der vollendeten 37. SSW. Die frühe Frühgeburt 24.–31. SSW ist ein Notfall.

Ursache

Vorzeitiger Blasensprung, vorzeitige Wehentätigkeit, Infektion, Zervixinsuffizienz, HELLP-Syndrom, Plazentainsuffizienz, Polyhydramnion, Uterusanomalie, Mehrlingsschwangerschaft, berufliche oder psychische Überbelastung, schlechte soziale Verhältnisse.

Klinik

Folgende Symptome treten auf:
- Regelmäßige Wehentätigkeit,
- MM-Eröffnung,
- Blutung bei MM-Eröffnung („verstärktes Zeichnen") und
- Fruchtwasserabgang.

Sofortmaßnahmen

- Venöser Zugang,
- absolute Ruhigstellung,
- Notfalltokolyse: Fenoterol (Partusisten® intrapartal) 25 µg (1 Amp.) mit 4 ml 0,9 % NaCl verdünnen und langsam über 2–3 Min. i. v. . Wiederholung einmal möglich, Fortführung als i. v.-Tokolyse über Perfusor (s. Kap. 6.11),
- Lungenreifeförderung: Betamethason (Celestan® solubile) 12 mg i. m. , wenn möglich Wiederholung in 24 h,
- Sedierung: Diazepam (Valium®) 5–10 mg i. m./i. v. . Vorsicht! Dosierung im unteren Bereich und
- Rettungswagen, Rettungshubschrauber in ein Perinatalzentrum.

Diagnostik

Die notwendige Diagnostik umfaßt:

- Anamnese: Multiparität, Fruchtwasserabgang, Wehen seit wann?
- RR, Puls, Atemfrequenz.
- Gynäkologische Untersuchung: Portiobefund, MM-Weite, VT (Schädel, Steiß), stehende Fruchtblase, Fruchtblasenprolaps, Höhenstand des VT?
- CTG.
- Ultraschall, Doppler-US.
- EKG (s. Abb. 2.4).
- Labor: BB, CRP, Gerinnungsstatus (Quick, PTT, PTZ, Thrombozyten), Elektrolyte (Kalium!), GOT, GPT, LDH, Bilirubin.
- Körpertemperatur.
- Vaginal-pH.
- Mikrobiologischer Zervixabstrich für Streptokokken-Schnelltest sowie Kultur und Resistenzprüfung.

Therapie

Folgendes ist zu klären:

- ► Kann Frühgeburt aufgehalten werden? Nach Sofortmaßnahmen, i.v.-Tokolyse, Lungenreifeförderung, Sedierung fortführen.
- ► Vorgehen bei *unaufhaltsamer* Frühgeburt:
  - Überstürzte Geburt vermeiden!
  - Analgetika und Narkotika möglichst vermeiden! Periduralanästhesie von Vorteil, wenn Zeit vorhanden!
  - Keine Amniotomie: Fruchtblase möglichst lange stehen lassen!
  - Sauerstoffmangel vermeiden: CTG-Dauerüberwachung! Bei CTG-Pathologie intermittierende i.v.-Tokolyse, O_2-Insufflation (6 l) und Beckenhochlagerung/Linksseitenlagerung durchführen!
  - Starke Wehentätigkeit vermeiden: Gering dosierte i.v.-Tokolyse mitlaufen lassen, langsame Zervixdilatation anstreben!
  - Bei vorzeitigem Blasensprung und bei geburtsunreifer Zervix großzügige Sektioindikation stellen!

Tabelle 5.1. Überlebensraten von Frühgeborenen nach Gestationsalter oder Geburtsgewicht (Durchschnittswerte mehrerer Perinatalzentren)

SSW	Überlebensrate in %	Geburtsgewicht in g	Überlebensrate in %
24	40	<500	5
25	60	500–750	45
26	70	750–1000	80
27	80	1000–1250	90
28	85	1250–1500	>95
29	90		
30	>95		

- Mechanische Belastungen gering halten: Multiparität günstig, große Episiotomie, Spekulumentbindung, großzügige Sektioindikation!

▶ Versorgung des Frühgeborenen: Optimal im Sinne des Minimal handling durch Neonatologen des Zentrums sofort nach der Geburt.

Als Überbrückung im Notfall :

- Hypothermie und Dehydrierung vermeiden: Neugeborenes abtrocknen, nicht baden, Metallfolie, Inkubator (O_2/Luftfeuchtigkeit/Temperatur).
- Kardiorespiratorische Störung behandeln (s. Kap. 7.2).
- Pufferung bei metabolischer Azidose (s. Kap. 7.2).
- Nabelvenenkatheter (s. Kap. 7.2).

5.2 Mehrlingsgeburt

Definition

Zwillinge 1:85, Drillinge 1:7.225, Vierlinge 1:614.125; durch Sterilitätstherapie steigende Tendenz.
Mehrlingsgeburt als Notfall:

- Überraschender Geburtsbeginn ohne Vordiagnostik,
- Frühgeburt (s. Kap. 5.1),
- Nabelschnurvorfall (s.Kap. 5.5),
- Vorfall kleiner Teile (s. Kap. 5.6),
- vorzeitige Plazentalösung beim 2. Kind und
- atonische Nachblutung (s. Kap. 5.10).

Klinik

Folgende Befunde sind wichtig:

- Hochstehender Fundus uteri für SSW,
- Bauchumfang größer als „Norm" und
- Kindsbewegungen gleichzeitig an verschiedenen Stellen.

Sofortmaßnahmen:

- Leopold-Handgriffe.
- Venöse Zugänge.
- Notfalltokolyse (s. Kap. 5.1, Sofortmaßnahmen), Fortführung als i.v.-Tokolyse über Perfusor (s. Kap. 6.11). Wichtig, da dies Zeitgewinn für Organisation und Diagnostik bedeutet!
- Sedierung: Diazepam (Valium®) 5–10 mg i.m./i.v.. Vorsicht! Dosierung im unteren Bereich.
- Pädiater, Anästhesist, zusätzliche Geburtshelfer und Hebammen rufen.

Diagnostik

Die Diagnostik beinhaltet:
- Anamnese,
- CTG: Simultane Ableitung beider Kinder,
- Ultraschall, Doppler-US und
- Labor: BB, CRP, Gerinnungsstatus (Quick, PTT, PTZ, Thrombozyten).

Therapie

Folgendes ist zu klären:
- Liegen Zwillinge oder höhergradige Mehrlinge vor? Bei Drillingen und Vierlingen erfolgt Sectio caesarea.
- Wie ist die Lage der Kinder (Abb. 5.1)?
- Vaginale Entbindung möglich bei:
  - Beide Kinder in SL oder
  - 1. Kind in SL, 2. Kind in BEL und gleich groß oder kleiner als 1. Kind.
- Vorgehen bei vaginaler Entbindung:
  - CTG: Simultane Ableitung beider Kinder.
  - Notfalltokolyse, Oxytocininfusion bereithalten.
  - Pädiater (2 Reanimationseinheiten).
  - Anästhesist (Periduralanästhesie).
  - Ultraschall bereithalten.
  - Nach Geburt des 1. Kind dessen Nabelschnur zum Uterus doppelt abklemmen und markieren.
  - Lagekontrolle des 2. Kindes durch Ultraschall und/oder klinische Untersuchung.
  - Längslage (SL/BEL) des 2. Zwillings: Oxytocin (Syntocinon®) 3 IE auf 500 ml Glukose-Lsg., erneute Weheninduktion mit 1,5–12,0 mIE/Min. (15–120 ml/h), wenn VT in das Becken zu leiten ist. Es folgt Blasensprengung mit langsamen Ablassen des Fruchtwassers, intensive CTG-Kontrolle (KSE), Geburt in 3–4 Wehen anstreben, BEL-Entbindung mit Manualhilfe (s. Kap. 6.8).
  - Querlage des 2. Zwillings: *Innere kombinierte Wendung* in PDA oder Narkose. Uterus muss wehenfrei sein, sonst i. v.-Tokolyse.

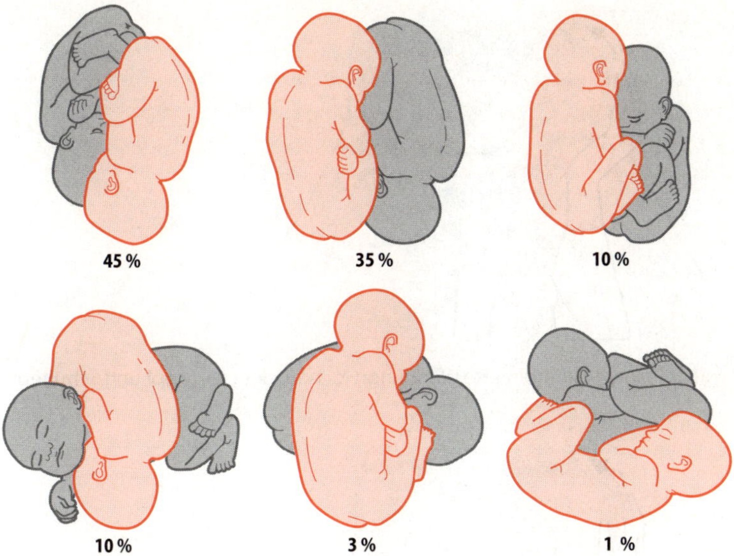

Abb. 5.1. Lagen bei Gemini

Zur Herstellung der Längslage Wendung auf den Fuß (Abb. 5.2, 5.3). Es folgt erneute Weheninduktion. Dann Entwicklung durch Manualhilfe (s. Kap. 6.8) oder bei drohendem fetal distress durch manuelle Extraktion (s. Kap. 6.9).

- Vorzeitige Plazentalösung, Vorfall kleiner Teile, Nabelschnurvorfall und/oder pathologisches CTG erfordern Notsektio bei 2. Zwilling.
- Atonieprophylaxe nach Entwicklung des 2. Kindes: Oxytocin (Syntocinon®) 10 IE auf 500 ml Glukose-Lsg. 30–100 mIE/Min. (90–300 ml/h).

! Zeitintervall zwischen Geburt des 1. und 2. Kindes möglichst kurz (max. 20 Min.).

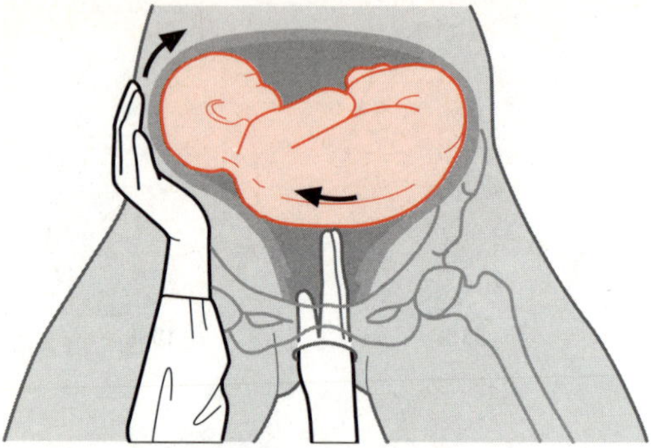

Abb. 5.2. Innere kombinierte Wendung: Hochdrücken von Kopf und Schultern

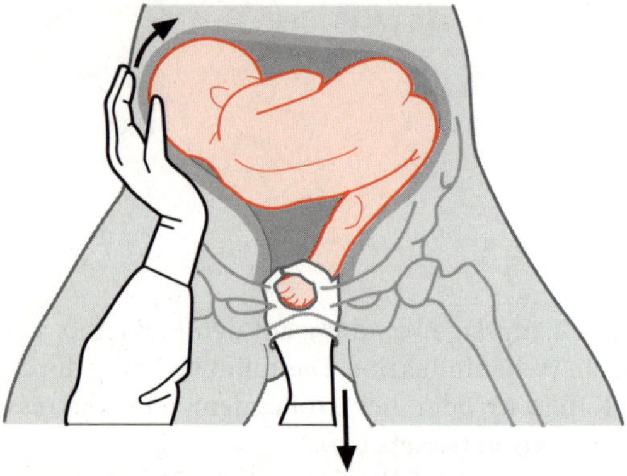

Abb. 5.3. Innere kombinierte Wendung: Fassen und Herunterziehen eines Fußes

▶ Indikationen zur Sectio caesarea:
- 1. Kind *nicht* in SL,
- 1. Kind in SL, 2. Kind in BEL und deutlich größer als 1. Kind (Gewichtsdifferenz > 20 %),
- Frühgeburt, Amnioninfektionssyndrom, Plazentainsuffizienz, IUGR, feto-fetales Transfusionssyndrom und
- Zustand nach Sectio caesarea.

5.3 Beckenendlage

Definition

Die Beckenendlage ist eine Längslage, bei der sich das Beckenende im unteren Uterinsegment eingestellt hat (Abb. 5.4). Man unterscheidet Steiß-Fuß-, Fuß- und Knielage, jeweils in einer vollkommenen oder unvollkommenen Form sowie die reine Steißlage (am häufigsten, 60 %).

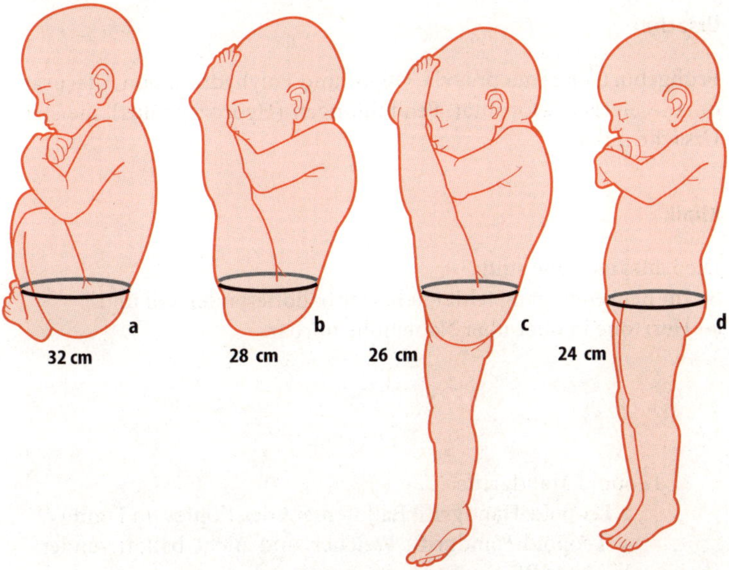

Abb. 5.4 a–d. Beckenendlagen: Umfang des führenden Teiles. **a** Vollkommene Steiß-Fuß-Lage. **b** Reine Steißlage. **c** Unvollkommene Fußlage. **d** Vollkommene Fußlage

Geburtsmechanik bei BEL:
- Umfang des VT dilatiert Geburtskanal nicht ausreichend und
- nachfolgender Kopf hat größten Umfang (mindestens 32 cm).

! **Vollkommene Steiß-Fuß-Lage ist die günstigste und vollkommene Fußlage die ungünstigste Form der BEL.**

Beckenendlage als Notfall:
- Überraschender Geburtsbeginn ohne Vordiagnostik,
- Fußlagen und
- Nabelschnurvorfall (s. Kap. 5.5).

Ursache

Frühgeburt, Placenta praevia, Oligo- und Polyhydramnion, Uterusanomalie, Beckendeformität, Fehlbildungen (Hydrozephalus), meistens Ursache unklar.

Klinik

Die Leitsymptome sind:
- Im Beckeneingang fehlt ein harter ballotierender Teil und
- Herztöne in oder über Nabelhöhe hörbar.

Sofortmaßnahmen:

- Leopold-Handgriffe:
  - 1. Leopold-Handgriff: Ballotement des Kopfes im Fundus.
  - 3. Leopold-Handgriff: Weicher und nicht ballotierender VT über BE.
- Venöser Zugang.
- Notfalltokolyse: Fenoterol (Partusisten® intrapartal) 25 µg (1 Amp.) mit 4 ml 0,9 % NaCl verdünnen und langsam über 2–3 Min. i. v.. Wiederholung einmal möglich, Fortführung als i. v. -Tokolyse über Perfusor (s. Kap. 6.11). Wichtig, da Zeitgewinn für Organisation und Diagnostik!
- Rettungswagen, Rettungshubschrauber.

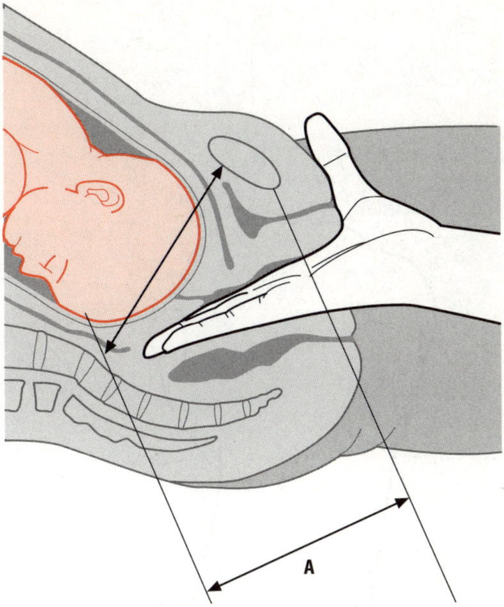

Abb. 5.5. Messung der Conjugata diagonalis (A). Die Conjugata vera (⟷) kann durch Subtraktion von 1,5 cm von der Conjugata diagonalis geschätzt werden

Diagnostik

Die Diagnostik beinhaltet:

- ▶ Gynäkologische Untersuchung:
  - Steiß-Fuß-Lage: VT Steiß weich und unregelmäßig, Rima ani, Füße?
  - Steißlage: Crista sacralis mediana, Steißbein,
  - Fußlage: Fersenzeichen und Zehenzeichen,
  - Austastung des knöchernen Beckens (verengtes Becken, plattes Becken),
  - Schätzung der Conjugata vera (Abb. 5.5) und
  - Schätzung der Weite des Beckenausgangs (Abb. 5.6).

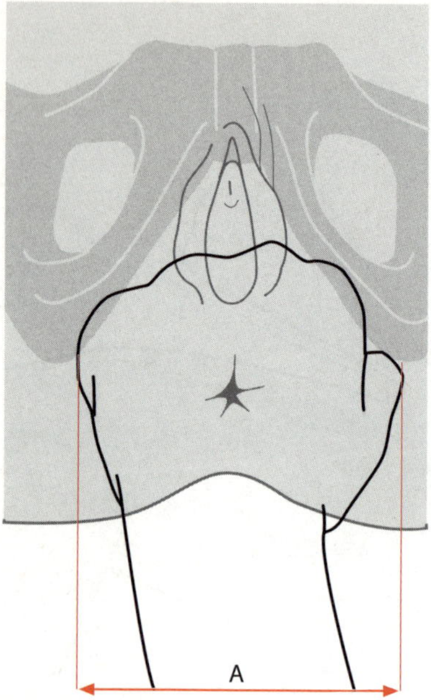

Abb. 5.6. Schätzung der Breite des Beckenausgangs. Die geschlossene Faust wird im Dammbereich zwischen beide Tubera ischiadica eingedrückt; die Strecke A sollte mindestens 8 cm messen

- Ultraschall:
  - Genaue Befundung des VT (Extended legs, Fußlagen),
  - Kopfhaltung (Hyperextension, Kopf-HWS-Winkel >270°),
  - Plazentalokalisation,
  - Uterusmyom,
  - Fruchtwassermenge,
  - Fehlbildungen (Hydrozephalus),
  - Nabelschnurlokalisation (Halsumschlingung) und
  - fetale Biometrie (BIP, FRO, THQ, Kindsgewicht).
- MRT: Messung der Conjugata vera (11–11,5 cm).

Therapie

- Voraussetzungen für vaginale Entbindung:
  - Motivierte Patientin nach ausführlichem Aufklärungsgespräch.
  - Geschätztes Geburtsgewicht 2500–3500 g.
  - Schwangerschaftsdauer > 36. SSW.
  - Kein Missverhältnis zwischen Conjugata vera (11–11,5 cm) und BIP (< 10 cm).
  - Keine Hyperextension des Kopfes (Kopf-HWS-Winkel < 270°).
  - Keine Fußlagen.
  - Kein Zustand nach Sectio caesarea oder Uterusoperation.
  - Ausschluss von Diabetes mellitus, Adipositas permagna, fetaler Wachstumsretardierung, Fehlbildungen.
- Vorgehen bei vaginaler Entbindung:
  - Sektiobereitschaft.
  - Anästhesist und Pädiater anwesend.
  - Venöse Zugänge, 2 großlumige periphere Verweilkanülen.
  - CTG-Dauerüberwachung, nach Blasensprung interne CTG-Ableitung vom Steiß. Vorsicht! Scrotum, Vulva, Anus!
  - Periduralanästhesie, meistens Pudendusblockade nicht ausreichend.
  - Notfalltokolyse, Oxytocininfusion bereithalten.
  - Patientin im Querbett lagern, Harnblase entleeren.
  - In der Austreibungsphase für suffiziente Wehen sorgen: Oxytocin (Syntocinon®) 3 IE auf 500 ml Glukose-Lsg. 1,5–12 mIE/Min. (15–120 ml/h).
  - Geburt bis zum Erscheinen der Schulterblattspitzen spontan ablaufen lassen. Nur Halten des Steißes, keinesfalls am Steiß ziehen, eher Steiß einige Wehen zurückhalten.
  - Mediolaterale Episiotomie.
  - Das Kind während einer Presswehe unter gleichzeitigem Druck von oben (Hebamme) durch Manualhilfe nach Bracht entwickeln (s. Kap. 6.8).
  - Falls nicht erfolgreich, Lösung der Arme und Kopfentwicklung mit zweizeitigen Verfahren (s. Kap. 6.8).
- Indikationen für primäre Sectio caesarea:
  - Fehlende Motivation der Patientin (Unentschiedenheit).

- V.a. Missverhältnis zwischen Kopf (BIP >10 cm) und knöchernem Becken.
- Geschätztes Geburtsgewicht >3500 g.
- Frühgeburt <36. SSW.
- Risikoreiche fetale Lagevarianten: Fußlage, Hyperextension des fetalen Kopfes.
- Risikofaktoren: Präeklampsie, späte Erstgebärende, protrahierter Geburtsverlauf, vorzeitiger Blasensprung, Zustand nach Sterilitätstherapie.

5.4 Querlage

Definition

Die Längsachsen von Fetus und Uterus schneiden sich. Die Spontangeburt von Kindern mit Abweichungen von der Längslage ist nicht möglich. Einen Notfall stellt die *verschleppte Querlage* dar. Hierbei kommt es mit Blasensprung zum Armvorfall, Nabelschnurvorfall, Einkeilen der Schulter und Abknicken der Frucht (Abb. 5.7).

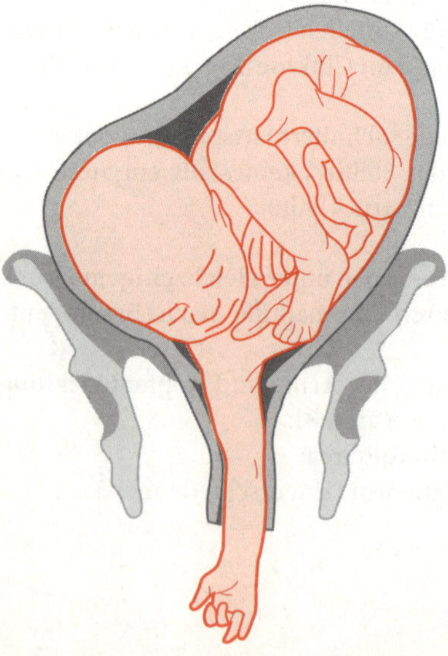

Abb. 5.7. Querlage mit Armvorfall (verschleppte Querlage)

Es gilt zu verhindern:
- Uterusruptur (s. Kap. 5.7),
- intrauterine Asphyxie (s. Kap. 5.8) und
- intrauteriner Fruchttod (s. Kap. 4.10).

Ursache

Frühgeburt, Placenta praevia, Mehrlingsschwangerschaft, Poly- oder Oligohydramnion, Uterusanomalie, Fehlbildungen (Hydrozephalus), dilatierter Uterus bei Multiparität.

Klinik

Folgende Befunde treten auf:
- Fundus uteri niedrig stehend,
- querovaler Leib,
- kindliche Herztöne im Nabelbereich,
- Nabelschnurvorfall und
- Armvorfall.

Sofortmaßnahmen:

- Leopold-Handgriffe:
  - 1. Leopold-Handgriff: Fundus uteri zu niedrig.
  - 2. Leopold-Handgriff: Querovaler Leib, Kopf und Steiß lassen sich seitlich am Uterus tasten.
  - 3. Leopold-Handgriff: Fehlen des VT, Hand kann oberhalb der Symphyse eingedrückt werden.
- Venöser Zugang.
- Notfalltokolyse (s. Kap. 5.1, Sofortmaßnahmen), Fortführung als i. v.-Tokolyse über Perfusor (s. Kap. 6.11).
- Rettungswagen, Rettungshubschrauber.

Diagnostik

Die Diagnostik beinhaltet:

- Gynäkologische Untersuchung: Kleines Becken leer, es fehlt der VT, ggf. kleine Teile, nach Blasensprung Achselhöhle, Rippen, Skapula, Klavikula tastbar.
- Ultraschall: Eindeutige Diagnosesicherung, Placenta praevia?

Therapie

Die Therapie sieht folgendermaßen aus:

- Verschleppte Querlage erfordert *Notsektio*!
- Querlage des 2. Zwillings erfordert *innere kombinierte Wendung* (s. Kap. 5.2).
- Querlage mit stehender Fruchtblase >37. SSW *äußere Wendung* möglich:
  - Vorbedingungen: Fruchtblase erhalten, Kind beweglich, optimal 37./38. SSW.
  - Ultraschall: Lage, Stellung, Größe des Kindes, Plazentasitz, Fruchtwassermenge, Ausschluss von Wachstumsretardierung, Missbildungen, Nabelschnurumschlingung.
  - CTG-Dauerüberwachung.
  - Sektiobereitschaft (Notsektio 1%).
  - i.v.-Tokolyse (s. Kap. 6.11).
  - Beckenhochlagerung, Patientin in geringer Linksseitenlage, Beine leicht angewinkelt. Vorsicht wegen V. cava-Syndrom!
  - Durch die Bauchdecken mit der einen Hand den Kopf und mit der anderen den Steiß fassen. Langsam den Kopf beckenwärts und den Steiß funduswärts drücken, bis etwa Drehung von 20–30° erfolgt ist.
  - Sodann Kopf und Steiß durch flache Auflage der Hände dirigieren. Unter leichten, ruckartigen Bewegungen Drehung des Kindes in Schädellage vollenden.
  - CTG-Pathologie: Kind in die alte Lage zurückdrehen.
  - CTG-Dauerüberwachung für weitere 60 Min..
  - CTG-Kontrolle nach 6–8 h.
  - Anti-D-Prophylaxe (Rhesogam®) bei rh-negativen Frauen.

5.5 Nabelschnurvorfall

Definition

Die Nabelschnur liegt bei gesprungener Fruchtblase wegen mangelhafter Abdichtung vor oder neben dem vorangehenden Kindsteil.

Ursache

Vorzeitiger Blasensprung, Polyhydramnion, Querlage, Fußlage, Mehrlingsgeburt, überlange Nabelschnur, Multiparität.

Klinik

Es gibt folgende Befunde:

- Nabelschnurschlinge erscheint vor der Vulva,
- Nabelschnurschlinge vor oder neben dem VT nicht sichtbar in der Vagina und
- plötzliches Absinken der fetalen Herztöne bei Fruchtwasserabgang.

Sofortmaßnahmen:

- Extreme Beckenhochlagerung,
- Sauerstoffzufuhr: Nasensonde, Maske,
- Hochschieben des VT von vaginal bis Notsektio möglich und
- Notfalltokolyse: Fenoterol (Partusisten® intrapartal) 25 μg (1 Amp.) mit 4 ml 0,9 % NaCl verdünnen und langsam über 2–3 Min. i. v. . Wiederholung einmal möglich, Fortführung als i. v.-Tokolyse über Perfusor (s. Kap. 6.11).

Differentialdiagnose

Nabelschnurumschlingung, V. cava-Syndrom, maternaler Blutdruckabfall (Periduralanästhesie), Einriss von aberrierenden Plazentagefäßen beim Blasensprung.

Therapie

Therapeutisch kommen in Frage:
- Notsektio!
- In Ausnahmefällen vaginal-operative Entbindung. Geburtshilflicher Befund muss die Voraussetzungen für die sofortige Forceps- oder Vakuumentbindung bieten!

5.6 Vorfall kleiner Teile

Definition

Hand- oder Armvorfall nach gesprungener Fruchtblase. Man unterscheidet:
- Unvollkommener Armvorfall: Hand liegt vor Kopf und
- Vollkommener Armvorfall: Arm geht Kopf voraus.

Ursache

Hochstehender Kopf, Hydramnion, Quer- oder Schräglage.

Klinik

Folgende Klinik ist charakteristisch:
- Protrahierter Geburtsverlauf,
- Geburtsstillstand und
- hochstehender Kopf.

Diagnostik

Die Diagnostik umfaßt:
- ▶ Gynäkologische Untersuchung: Arm bzw. Hand sind vor oder neben dem Kopf zu tasten.
- ▶ CTG-Dauerüberwachung.

! **Schräg- oder Querlage erkennen.**

Therapie

Die Therapie richtet sich danach, ob es sich um einen vollkommenen *oder* unvollkommenen Armvorfall handelt.
- ▶ Unvollkommener Armvorfall bei SL:
  - Beckenhochlagerung,
  - Lagerung auf der der vorliegenden Hand entgegengesetzten Seite,
  - einige Wehen abwarten, Kontrolluntersuchung, ob Kopf den Beckeneingang abdichtet. Hand zieht sich meist zurück!
- ▶ Vollkommener Armvorfall bei SL:
  - Beckenhochlagerung.
  - Periduralanästhesie oder Narkose.
  - Repositionsversuch: Die untersuchende Hand schiebt den vorgefallenen Arm vorsichtig über Halshöhe nach oben. Vorsicht, Reposition nicht erzwingen!
  - Lagerung auf der dem vorgefallenen Arm entgegengesetzten Seite.
  - Einige Wehen abwarten, Kontrolluntersuchung, ob Kopf den Beckeneingang abdichtet.
  - Sectio caesarea bei erfolgloser Reposition.
- ▶ Armvorfall bei Quer- oder Schräglage (s. Kap. 5.4).

5.7 Uterusruptur

Definition

Gebärmutterzerreißung überwiegend im unteren Uterinsegment. Der Ruptur können schwere, intraabdominale Blutungen sowie Kindstod (50 %) folgen. Nach Ausmaß der Läsion werden unterschieden:
- Inkomplette (gedeckte) Ruptur,
- komplette Ruptur und
- Abriss des Uterus von der Scheide (Kolpaporrhexis).

Ursache

Narbenruptur nach Sektio oder Uterusoperation, Überdehnungsruptur bei Missverhältnis oder Lageanomalie, Wehenmittelüberdosierung, geburtshilfliche Operation (VE, Forzeps), Verkehrsunfall (sehr selten).

Klinik

Man unterscheidet drei Formen der Uterusruptur:
- Drohende Uterusruptur:
  - Zunehmende Wehentätigkeit gefolgt von Wehensturm,
  - Geburtsstillstand: VT ist im Becken „federnd fixiert",
  - suprasymphysäre Schmerzhaftigkeit im unteren Uterinsegment (oft Leitsymptom),
  - Hochsteigen des Retraktionsringes (Bandl-Furche) bis zum Nabel und höher und
  - Unruhe und Angst der Kreißenden.
- Erfolgte Uterusruptur:
  - Wehentätigkeit sistiert schlagartig,
  - akuter Rupturschmerz oder suprasymphysäre Schmerzen,
  - Abwehrspannung der Bauchdecken,
  - Höhertreten des VT, Kindsteile mitunter deutlich in der freien Bauchhöhle tastbar,

- fehlende Herztöne,
- Schocksymptomatik: Blässe, Zyanose, Kältezittern, Tachykardie, Tachypnoe, Unruhe, Angst, Kollaps, Bewusstlosigkeit und
- vaginale Blutung (20–25 %).

▶ Stille Uterusruptur:
- Die typischen Symptome der drohenden oder erfolgten Uterusruptur sind gering oder fehlen,
- sekundäre Wehenschwäche,
- Geburtsstillstand und
- unklarer Schockzustand.

! **Bei Schock unter der Geburt immer an Uterusruptur denken.**

Sofortmaßnahmen:

▶ RR und Puls,
▶ Beckenhochlagerung,
▶ Sauerstoffzufuhr: Maske, Nasensonde,
▶ venöse Zugänge, 2–3 großlumige periphere Verweilkanülen,
▶ Notfalltokolyse: Fenoterol (Partusisten® intrapartal) 25 µg (1 Amp.) mit 4 ml 0,9 % NaCl verdünnen und langsam über 2–3 Min. i. v. . Wiederholung einmal möglich, Fortführung als i. v.-Tokolyse über Perfusor (s. Kap. 6.11) und
▶ Volumenersatz, zügig und ausreichende Menge (s. Kap. 1.1.1, Sofortmaßnahmen).

Diagnostik

Die Diagnostik umfaßt:

▶ Synthese aus Anamnese, Geburtsverlauf, CTG und Klinik!
▶ Gynäkologische Untersuchung: Befund unterschiedlich, VT auffällig beweglich und abgewichen oder VT im BE aufgepresst, möglicherweise Dehiszenz bzw. Rupturstelle tastbar.

- Ultraschall: Uteruswand dehiszent, meist unteres Uterinsegment, gedeckte Ruptur, Hämatombildung, kindliche Teile und Flüssigkeit im Abdomen.
- Labor: BB, Gerinnungsstatus (Quick, PTT, PTZ, Thrombozyten, Fibrinogen, AT III).

! **Uterusruptur kann durch PDA verschleiert werden.**

Therapie

Das Vorgehen hängt davon ab, ob es sich um eine *drohende oder erfolgte* Uterusruptur handelt:

- Drohende Uterusruptur:
  - Sofortmaßnahmen fortsetzen,
  - Notsektio,
  - keinen mechanisch belastenden Entbindungsversuch, auch nicht bei abgestorbenem Kind!
- Erfolgte Uterusruptur:
  - Sofortmaßnahmen fortsetzen.
  - Schockbekämpfung (s. Kap. 1.1.1, Therapie und Tabelle 1.2).
  - Laparotomie mit Längsschnitt.
  - Inkomplette (gedeckte) Ruptur: Chirurgische Revision und Nahtversorgung des Uterus.
  - Komplette Ruptur: In der Regel Hysterektomie.

! **Auch in der Nachgeburtsperiode an Uterusruptur oder Kolpaporrhexis denken.**

5.8 Intrauterine Asphyxie

Definition

Intrauterine Asphyxie (fetal distress) bedeutet fetale Hypoxie ($O_2\downarrow$), Hyperkapnie ($CO_2\uparrow$) und Azidose (pH$\downarrow$) infolge Störung des Gasaustausches zwischen Mutter und Kind. Grundsätzlich unterscheidet man die akute intrauterine Asphyxie von der chronischen Asphyxie (chronische Plazentainsuffizienz). Allerdings kann die chronische Störung während der Schwangerschaft und unter der Geburt in eine akute intrauterine Asphyxie (fetal distress, akute Plazentainsuffizienz) übergehen. Im Folgenden werden nur die Diagnosen genannt, die eine *akute intrauterine Asphyxie*, also einen *Notfall*, bedeuten.

Ursache

Man unterscheidet maternale, plazentare und postplazentare Störungen:

- Maternale Störung:
  - Eklamptischer Anfall (s. Kap. 4.6),
  - HELLP-Syndrom (s. Kap.4.6),
  - Blutung bei Placenta praevia (s. Kap. 4.4),
  - Unfalltrauma (s. Kap. 4.9),
  - Uterusruptur (s. Kap. 5.7),
  - Amnioninfektionssyndrom (s. Kap. 4.8) und
  - Schock (s. Kap. 1.1).
- Plazentare Störung:
  - Vorzeitige Plazentalösung (s. Kap. 4.5) und
  - Mehrlingsgeburt, 2. Zwilling (s. Kap. 5.2).
- Postplazentare Störung:
  - Wehenmittelüberdosierung,
  - Nabelschnurvorfall (s. Kap. 5.5),
  - Frühgeburt (s. Kap. 5.1),
  - Beckenendlage (s. Kap. 5.3) und
  - Querlage (s. Kap. 5.4).

Diagnostik

Die Diagnostik stützt sich auf:

- Externe oder interne Kardiotokografie:
  - Basalfrequenz: FHF 120–160 Schläge/Min. (bpm).
  - Baseline: FHF-Mittelwert über 5–10 Min..
  - Tachykardie: FHF ↑ >10 Min., 160–180 bpm bedeutet leichte Tachykardie, >180 bpm bedeutet schwere Tachykardie. Vorkommen: Amnioninfektionssyndrom, fetale Hypoxie, Tokolyse, maternaler Stress.

- Bradykardie: FHF↓ >3 Min.,100–120 bpm bedeutet leichte Bradykardie, <100 bpm bedeutet schwere Bradykardie. Vorkommen: V. cava-Syndrom, Dauerkontraktion, fetale Hypoxie, vorzeitige Plazentalösung, fetales Herzvitium.
- Akzeleration: FHF↑ 15 Sek.–10 Min.. Keine Akzeleration: Prognose unklar. 2–4 Akzelerationen/20 Min.: Prognose günstig.
- Dezeleration: FHF↓ <3 Min.. DIP 0: FHF↓ <30 Sek. unabhängig von Wehen, V.a. Nabelschnurumschlingung, -knoten. DIP I: FHF↓ und ↑ als Spiegelbild der Wehenkurve (Frühdezeleration), normales CTG-Muster bei Wehentätigkeit, ggf. Wehenmittelreduktion sinnvoll. DIP II: FHF↓ und ↑ mit zeitlicher Verzögerung zum Wehenmaximum (Spätdezeleration), intrauterine Asphyxie des Feten! Variable Dezeleration: Inhomogenes Kurvenbild mit günstigen und ungünstigen Zusatzkriterien, in zeitlicher Zuordnung zur Wehe unterschiedlich, V.a. Nabelschnurkomplikation, intrauterine Asphyxie.
- Oszillation: Schwingungen der FHF um einen Mittelwert (Nulldurchgänge entsprechen Kreuzen einer gedachten Mittellinie). Oszillationsfrequenz: Anzahl der Oszillationen/Min. (Norm > 6/Min.). Oszillationsamplitude: Differenz zwischen höchstem und niedrigstem Umkehrpunkt (Bandbreite). Bewertung der Bandbreite: Silent <5 bpm, eingeengt 5–10 bpm, undulatorisch 10–25 bpm (Norm), saltatorisch >25 bpm. Reduktion der Oszillationsfrequenz (Nulldurchgänge) und Oszillationsamplitude (Bandbreite) können intrauterine Asphyxie bedeuten.

▶ Mikroblutuntersuchung (s. Kap. 6.2).

▶ Amnioskopie: Grünes Fruchtwasser (Mekonium), V.a. abgelaufene Hypoxie des Feten.

! Schwere Bradykardie, DIP II, variable Dezeleration und Veränderung der Oszillation weisen auf eine intrauterine Asphyxie hin und müssen im Rahmen des geburtshilflichen Gesamtzusammenhanges gewertet werden.

Therapie

Bei akuter intrauteriner Asphyxie hat man 2 Möglichkeiten:

- Intrauterine Reanimation:
  - Beckenhochlagerung, Linksseitenlage,
  - Sauerstoffzufuhr: Maske, Nasensonde,
  - Notfalltokolyse: Fenoterol (Partusisten® intrapartal) 25 µg (1 Amp.) mit 4 ml 0,9 % NaCl verdünnen und langsam über 2–3 Min. i. v.. Wiederholung einmal möglich, Fortführung als i. v. -Tokolyse über Perfusor (s. Kap. 6.11),
  - gynäkologische Untersuchung: MM-Weite, Höhenstand des VT, Fruchtblase offen, MBU (s. Kap. 6.2),
  - CTG-Beobachtung 3–5 Min. und
  - Geburtsbeendigung durch Notsektio bei fehlender Normalisierung der FHF.
- Sofortige Geburtsbeendigung: Vorgehen nach geburtshilflichem Befund, MBU und Ursache der fetalen Notsituation durch vaginal-operative Entbindung oder Sectio caesarea.

5.9 Plazentaretention

Definition

Ausbleibende, verzögerte und/oder unvollständige Ausstoßung der Plazenta, so dass Nachgeburtsperiode > 30 Min. verlängert ist.

Ursache

Folgende Ursachen werden unterschieden:

- Retention:
  - Kontraktionsschwäche des Uterus (Placenta adhaerens),
  - Verwachsung von Uteruswand und Plazenta (Placenta accreta, increta und percreta) und
  - unvollständige Ausstoßung der Plazenta (Retentio placentae partialis).
- Inkarzeration: MM-Spasmus, so dass gelöste Plazenta nicht ausgestoßen wird (Placenta incarcerata).

! **Bei jeder Form der Plazentaretention besteht Blutungsgefahr.**

Klinik

Folgende Befunde können auftreten:

- Plazenta nicht ausgestoßen:
  - Nachgeburtsperiode >30 Min. und
  - vaginale Blutung unterschiedlicher Stärke.
- Plazenta nicht vollständig:
  - Gewebedefekte, Aufbrüche, Gefäßabrisse am Plazenta- oder Eihautrand (Nebenplazenta) und
  - fortbestehende, vaginale Blutung unterschiedlicher Stärke.

Sofortmaßnahmen:

- Venöser Zugang,
- Harnblase entleeren (Einmalkatheter),
- Uterotonika: Oxytocin (Syntocinon®) 3 IE i.v. (nicht bei V.a. Inkarzeration), Nachwehen antreiben,
- Credé-Handgriff (Abb. 5.8): Fundus uteri so umfassen, dass Daumen auf der Vorderseite und übrige Finger auf der Uterusrückseite liegen. Bei Einsetzen einer Wehe wird der Uterus stempelartig sakralwärts gedrückt und die Plazenta exprimiert und
- Volumenersatz (s. Kap. 1.1.1, Sofortmaßnahmen).

Diagnostik

! Vaginale Einstellung zur Differentialdiagnose und Blutabnahme für Labor.

- Gynäkologische Untersuchung (getrennte Spekula!): Uterus schlaff oder kontrahiert, Fundusstand, Blutung ex utero, Zervixriss, Scheidenriss, Dammriss, Labien- und/oder Klitorisriss, Hämatombildung.
- Labor: BB, Gerinnungsstatus (Quick, PTT, PTZ, Thrombozyten, Fibrinogen, AT III).

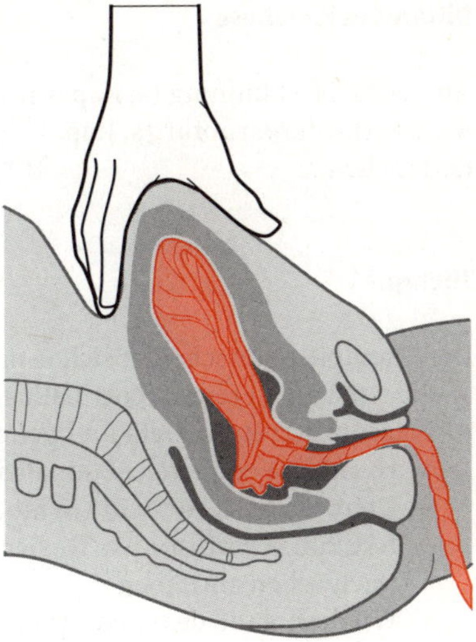

Abb. 5.8. Credé-Handgriff

Systematische Klärung:

- Placenta adhaerens:
  - Lösungszeichen nicht vorhanden (Küstner-Zeichen neg.),
  - schlecht kontrahierter Uterus und
  - vaginale Blutung.
- Placenta accreta, increta und percreta:
  - Lösungszeichen nicht vorhanden (Küstner-Zeichen neg.),
  - kontrahierter, kugeliger Uterus und
  - vaginale Blutung.
- Retentio placentae partialis:
  - Plazenta geboren, aber unvollständig,
  - schlecht kontrahierter Uterus,
  - MM oft weitgestellt und
  - fortbestehende, stärkere vaginale Blutung.
- Placenta incarcerata:
  - Lösungszeichen vorhanden (Küstner-Zeichen pos.),
  - kontrahierter Uterus,
  - innerer MM eng und
  - vaginale Blutung.

Differentialdiagnose

Atonische Nachblutung (s. Kap. 5.10), Verletzung der Geburtswege (s. Kap. 5.11), Uterusruptur (s. Kap. 5.7), postpartale Gerinnungsstörung (s. Tabelle 1.2).

Therapie

Die Therapie unterscheidet sich je nach Kinik:

- Placenta adhaerens: Sofortmaßnahmen fortsetzen.
- Placenta accreta, increta und percreta:
  - Harnblase entleeren (Einmalkatheter).
  - Uterotonika: Oxytocin (Syntocinon®) 10 IE auf 500 ml 0,9 % NaCl über Perfusor i. v., Dosierung nach Wirkung.
  - Nachwehen antreiben.
  - Wiederholung des Credé-Handgriffs oder Brandt-Andrews-Manöver (Halten des Uterus und Cord traction).
  - Kein Erfolg: Manuelle Plazentalösung in PDA oder Narkose (Abb. 5.9).
  - Kein Erfolg: Instrumentelle Nachtastung (Bumm-Kürette).
  - Kein Erfolg: Hysterektomie.
- Retentio placentae partialis:
  - Harnblase entleeren (Einmalkatheter).
  - Uterotonika: Oxytocin (Syntocinon®) 3 IE i. v. oder 10 IE auf 500 ml 0,9 % NaCl über Perfusor i. v., Dosierung nach Wirkung.
  - Instrumentelle Nachtastung (Bumm-Kürette) in PDA oder Narkose.
- Placenta incarcerata:
  - Harnblase entleeren (Einmalkatheter).
  - Spasmolyse: Butylscopolamin (Buscopan®) 20 mg i. m. /i. v. .
  - Brandt-Andrews-Manöver (s. o.).
  - Kein Erfolg: Manuelle Plazentalösung in PDA oder Narkose.
  - Uterotonika: Methylergometrin (Methergin®) 0,2 mg i. v., Oxytocin (Syntocinon®) 3 IE i. v. oder 10 IE auf 500 ml 0,9 % NaCl über Perfusor i. v., Dosierung nach Wirkung.

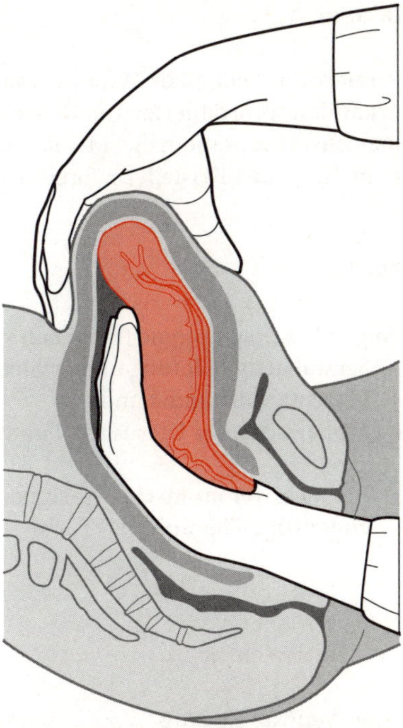

Abb. 5.9. Manuelle Plazentalösung

5.10 Atonische Nachblutung

Definition

Blutung wegen Kontraktionsschwäche der Gebärmutter nach vollständiger Ausstoßung der Plazenta.

Atonieschweregrade nach Blutverlust:
- Grad I: 500–1000 ml,
- Grad II: 1000–1500 ml und
- Grad III: >1500 ml (mit Verlustkoagulopathie).

Ursache

Primäre und sekundäre Wehenschwäche (Mehrlinge, großes Kind, Hydramnion, protrahierter Geburtsverlauf), Multiparität, Uterus myomatosus, Uterusanomalie, Medikamentenwirkung (Tokolytika, Halothan), massives Kristellern, forcierter Credé-Handgriff.

Klinik

Folgende Leitsymptome treten auf:
- Schwallartige Blutung unterschiedlicher Stärke,
- Plazenta vollständig und
- großer, schlaffer Uterus mit Fundus über Nabelhöhe.

! **Bei massiver atonischer Nachblutung sind Sofortmaßnahmen die endgültige Therapie.**

Sofortmaßnahmen:

- Venöser Zugang.
- Beckenhochlagerung.
- Uterotonika: Oxytocin (Syntocinon®) 20–50 IE auf 500 ml 0,9 % NaCl als Schnellinfusion i. v., Dosierung nach Wirkung.
- Harnblase entleeren (Einmalkatheter).
- „Ausdrücken" und „Halten" des Uterus (ähnlich Credé-Handgriff), Nachwehen antreiben, Eisblase.
- RR und Puls.
- Weitere venöse Zugänge, zentraler Venenkatheter (Anästhesist).
- Sauerstoffzufuhr: Maske, Nasensonde.
- Volumenersatz (s. Kap. 1.1.1, Sofortmaßnahmen).
- Labor: BB, Gerinnungsstatus (Quick, PTT, PTZ, Thrombozyten, Fibrinogen, AT III).
- Weitere Blutung: Ist die Plazenta wirklich vollständig?
- Gynäkologische Untersuchung (getrennte Spekula!): Uterus schlaff oder kontrahiert, Fundusstand, Blutung ex utero, Zer-

vixriss, Scheidenriss, Labien- und/oder Klitorisriss, Hämatombildung, Kontrolle der Episiotomie.

- V.a. Plazentarest oder Uterusruptur: Manuelle Austastung des Uteruskavums oder instrumentelle Nachtastung (Bumm-Kürette).
- Weitere Blutung: Sulproston (Nalador®-500) 500 µg (1 Amp.) auf 250 ml 0,9% NaCl über Perfusor 250–500 ml/h (8–17 µg/Min.) i.v., kurzfristige Steigerung bis auf 1000 ml/h (34 µg/Min.) möglich, danach Dosierung nach Wirkung.
- Weitere Blutung: Intrakavitäre PG-Tamponade: $PGF_{2\alpha}$ (Minprostin®) 5 mg (1 Amp.) mit 19 ml 0,9 % NaCl verdünnen und die damit getränkte Tamponade in das Uteruskavum einbringen (max. 10 mg $PGF_{2\alpha}$).
- Zusätzlich bimanuelle Kompression des Uterus mit Hamilton-Handgriff (Abb. 5.10).
- Weitere Blutung: Vorübergehende Aortenkompression (Abb. 5.11), maximale Schockbekämpfung und Hysterektomie.

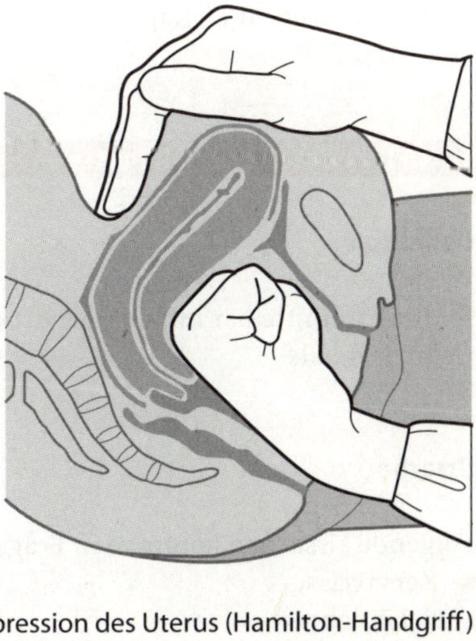

Abb. 5.10. Bimanuelle Kompression des Uterus (Hamilton-Handgriff)

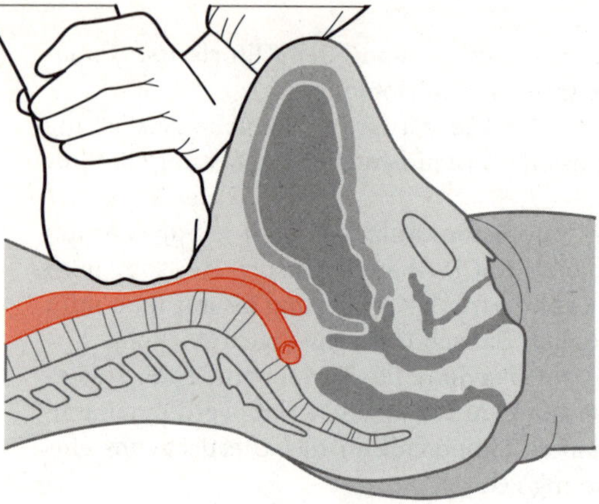

Abb. 5.11. Aortenkompression

Differentialdiagnose

Plazentaretention (s. Kap. 5.9), Verletzung der Geburtswege (s. Kap. 5.11), Uterusruptur (s. Kap. 5.7), postpartale Gerinnungsstörung (s. Tabelle 1.2).

5.11 Verletzung der Geburtswege

Definition

Blutung unmittelbar mit der Geburt des Kindes wegen Verletzung des Geburtskanals.

Ursache

Folgende Ursachen kommen in Frage:
- Zervixriss,
- Scheidenriss,

- Labien- und Klitorisriss,
- Dammriss und
- Hämatom.

! Risikoerhöhung durch: Vaginal-operative Entbindung, Deflexionslage, Schulterdystokie, makrosomes Kind, Narben des Weichteilkanals, insuffizienter Dammschutz, zu kleine Episiotomie.

Klinik

Die Klinik beinhaltet folgendes:

- Kontinuierliche Blutung unterschiedlicher Stärke nach Entwicklung des Kindes.
- Von Rissverletzungen nur Dammriss unmittelbar sichtbar.
- Blutung vor Geburt des Kindes: V. a. Scheiden- und/oder Zervixriss.
- Pralle, bläuliche Schwellung neben dem Introitus: V. a. Hämatom.

Sofortmaßnahmen:

- Venöser Zugang und
- Volumenzufuhr (s. Kap. 1.1.1, Sofortmaßnahmen).

Diagnostik

! Vaginale Einstellung zur Differentialdiagnose und Blutabnahme für Labor.

- Gynäkologische Untersuchung (getrennte Spekula!): Uterus schlaff oder kontrahiert, Fundusstand, Blutung ex utero, Zervixriss (Fassen der MM-Lippen mit gefensterten Klemmen), Scheidenriss, Dammriss, Labien- und/oder Klitorisriss, Hämatom im Introitus- und Vaginalbereich, blutiger Urinabgang?
- Labor: BB, Gerinnungsstatus (Quick, PTT, PTZ, Thrombozyten, Fibrinogen, AT III).

Systematische Klärung:

- Zervixriss: Meist seitlicher Einriss, kann bis zum inneren MM und/oder in das Parametrium reichen. Starke, oft lebensbedrohliche Blutung durch Verletzung der zervikalen Äste der A. uterina.

! **Zervixriss und atonische Nachblutung häufig kombiniert.**

- Scheiden-, Labien-, Klitorisriss: Scheidenriss kann bis in das Parametrium reichen! Stärkere Blutung auch durch Labienriss. Bei Klitorisriss zusätzlich Verletzung der Urethra (selten) nicht ausgeschlossen.
- Dammriss:
  - I. Grades: Hauteinriss (Introitus, Vagina, Damm) ohne Verletzung der Dammmuskulatur.
  - II. Grades: Riss der Dammmuskulatur (M. bulbospongiosus, M. transversus perinei superficialis) bis zum M. sphincter ani externus, häufig in Kombination mit Scheidenriss.
  - III. Grades: Kompletter Dammriss einschließlich M. sphincter ani externus, in Kombination mit ausgedehntem Scheidenriss.
  - IV. Grades: DR III. Grades mit zusätzlicher Zerreissung des Rektums.
- Hämatom:
  - Infralevatorielle Region: Meistens als Folge unzureichender Blutstillung bei der Nahtversorgung von Dammriss bzw. Episiotomie. Häufig auf dem Boden einer Vulvavarikosis. Hämatom kann sich im Bereich der Vulva, des Dammes und der Fossa ischiorectalis entwickeln.
  - Supralevatorielle Region: Hämatombildung durch Gefäßverletzungen oder -abrisse oberhalb des M. levator ani im Bereich der Parametrien und des Retroperitoneums. Es kann dabei zur Schocksymptomatik *ohne* vaginale Blutung kommen. Typisch sind diffuse Schmerzen im kleinen Becken.

Differentialdiagnose

Plazentaretention (s. Kap. 5.9), Uterusruptur (s. Kap. 5.7), atonische Nachblutung (s. Kap. 5.10), postpartale Gerinnungsstörung (s. Tabelle 1.2).

Therapie

Die Therapie richtet sich nach der Lokalisation der Verletzung.

- Zervixriss: s. Kap 6.5.
- Scheiden-, Labien-, Klitorisriss: Bei Scheidenrissen Beginn der Nahtversorgung im oberen Wundwinkel. Wundgrund stets mitfassen, so dass sich keine Wundtaschen bilden. Allerdings in das seitliche Scheidengewölbe keine tiefgreifenden Nähte (Ureterverletzung!). Nur größere oder blutende Labienrisse mit Knopfnähten versorgen. Variköse Blutungen müssen oberhalb und unterhalb der Blutungsquelle umstochen werden. Stärker blutende Klitorisrisse umstechen. Stets atraumatische Nadeln verwenden, Fadenstärke 2/0–3/0. Bei ausgedehnten Rissen Drainage legen.

! **Gute Versorgung nur bei guter Darstellung der Scheide durch Assistenz und hinreichender Analgesie möglich.**

- Dammriss: s. Kap. 6.4.
- Hämatom:
  - Infralevatorielle Hämatome von vaginalem Zugang ausräumen, Umstechung blutender Gefäße, Drainage. Bei Rezidivhämatom Wunde offen lassen und Tamponierung (auch vom Rektum) oft sinnvoll!
  - Supralevatorielle Hämatome müssen durch Laparotomie und Hämatomausräumung je nach Befund angegangen werden.

5.12 Fruchtwasserembolie

Definition

Einschwemmung von Fruchtwasser (Amnioninfusion) über Venen des unteren Uterinsegments oder der Plazentahaftstelle in den mütterlichen Kreislauf.

Die Folgen können sein:

- Pulmonale Insuffizienz durch Verlegung der Lungenstrombahn mit Fruchtwasseranteilen, pulmonale Vaso- und Bronchokonstriktion, Cor pulmonale, kardiogener Schock, Lungenödem.
- Disseminierte intravasale Gerinnung durch Einschwemmung von thromboplastinreichem Trophoblastmaterial.

Ursache

Eine Fruchtwasserembolie kann bei jeder Entbindung vorkommen! Risikoerhöhung durch: Placenta praevia, vorzeitige Plazentalösung, hoher Zervixriss, Sectio caesarea, manuelle Plazentalösung.

Klinik

Als *Prodromalzeichen* können Erbrechen, Übelkeit, Unruhe, Tachykardie und Tachypnoe auftreten.

Charakteristisch für die *akute Symptomatik* sind:

- Dyspnoe, Hyperventilation, Husten,
- Thoraxschmerz,
- Zyanose,
- Angst, kalter Schweiß, Verwirrtheit,
- gestaute Halsvenen,
- kardiogener Schock und
- Atem- und Kreislaufstillstand.

! **Sofortmaßnahmen müssen greifen! Mortalität liegt bei über 50 %.**

Sofortmaßnahmen:

- Hochlagerung des Oberkörpers, Beine tief (Vorlastsenkung),
- Sauerstoffzufuhr: Maske, Nasensonde, Intubation und Beatmung (s. Kap. 2.1),
- venöse Zugänge, 2–3 großlumige periphere Verweilkanülen. Volumenzufuhr (250 ml/30 Min.) sehr vorsichtig,
- Anxiolyse: Diazepam (Valium®) 5–10 mg i. v.,
- Analgesie: Fentanyl (Fentanyl®) 0,05–0,1 mg i. v. und Piritramid (Dipidolor®) 7,5–15 mg i. v. und
- Verlegung auf Intensivstation (Anästhesist, Kardiologe).

Diagnostik und Überwachung

S. Kap. 1.1.4, Diagnostik und Überwachung.

Differentialdiagnose

Myokardinfarkt, Herzrhythmusstörungen, Myokarditis, dekompensiertes Herzvitium, Lungenembolie, Perikardtamponade, intrakardiale Thromben, Uterusruptur, vorzeitige Plazentalösung.

Therapie

Interdisziplinäre Therapie zur Überwindung der kardialen und pulmonalen Insuffizienz. Nach Gerinnungsstatus spezifische Maßnahmen zur Behebung der Koagulopathie.

5.13 HIV-Infektion

Definition

Entbindung bei nachgewiesener HIV-Infektion der Mutter. Vorgehen zur Reduktion der HIV-Übertragung auf das Kind.

Entbindung durch Sectio caesarea

Folgende Vorgehensweise hat sich bewährt:
- Primäre Sectio caesarea möglichst 38. SSW.
- Patientin mit Wehen erhält i. v.-Tokolyse (s. Kap. 6.11), parallel dazu Sektiovorbereitung.
- Operation unter Zidovudin (Retrovir®): 2 h vor Operation mit 2 mg/kgKG/h i. v. beginnen, mit 1 mg/kgKG/h i. v. intraoperativ fortsetzen.

- Sektiovorbereitung:
  - Op-Kleidung (Socken und Unterwäsche anbehalten),
  - Gummistiefel,
  - 2 Gummischürzen (1. Gummischürze muss bis auf den Boden reichen),
  - Astrohaube,
  - Mundschutz mit Fluid shield,
  - 2. Astrohaube überziehen,
  - Händereinigung ohne Bürste zur Vermeidung von Mikroläsionen der Haut, Händedesinfektion,
  - wasserdichter Kittel,
  - Klebetuch als Halsschutz,
  - Indikatorhandschuhe: Erst grüne, dann gelbe Handschuhe,
  - 2 Armschützer (rechts, links) über wasserdichten Kittel.
- Sektiotechnik:
  - Längsschnitt,
  - Operation im „Schneckentempo",
  - jeden Faden nur einmal benutzen, kein Umspannen der Nadel,
  - Durchschneiden der Nabelschnur unter einem Tuch,
  - Kind nicht absaugen (Mikroverletzungen),
  - Nabelschnurblutentnahme durch zwei Personen (1. Person nimmt Blut ab, 2. Person reicht Röhrchen mit sauberen Handschuhen),
  - Verschluss der Haut durch Klammerapparat und
  - möglichst keine Drainagen.
- Primäres Abstillen mit Cabergolin (Dostinex®) p. o..

Vorgehen bei Verletzung des Op-Personals

Folgende Maßnahmen sollten bei Verletzungen des Personals durchgeführt werden:

- Sofortdesinfektion der Wunde und Abspülen mit reichlich warmem Wasser (2–5 Min.) und Seife.
- Wunde dabei ausdrücken, möglichst alles Fremdmaterial entfernen.
- Desinfektion mit alkoholischer Lösung (Cutasept® F) über 3 Min..
- Blutabnahme für HIV-Test.

- Innerhalb von 20 Min. Notfallmedikamente als 3er-Kombination (Retrovir®, Epivir®, Crixivan®) einnehmen. Vor Einnahme der Medikamente sich über die Nebenwirkungen und die Unsicherheit dieser Prophylaxe informieren!

KAPITEL 6 Gynäkologisch-geburtshilfliche Techniken

6.1 Douglas-Punktion

Definition

Punktion des Douglas-Raums (Excavatio rectouterina, „Schlammfang" der Bauchhöhle) vom hinteren Scheidengewölbe aus.
Man unterscheidet:

- Diagnostische Punktion: Nachweis von Blut, Eiter, Exsudat.
- Therapeutische Punktion: Drainage.

Indikation

Intraabdominale Blutung (s. Kap. 3.7, 4.2), Douglas-Abszess (s. Kap. 3.11).

Technik

- Material: Getrennte Spekula, Kugelzange, Kornzange, Skalpell mit langem Griff, großlumige Punktionskanüle, 20 ml Spritze, Desinfektionslösung, T-Drainage, Tupfer, Urinkatheter, sterile Handschuhe.
- Durchführung: Aufklärung und Einverständnis, Harnblase entleeren (Einmalkatheter), Spekulumeinstellung der Portio vaginalis, Auswischen der Scheide mit Desinfektionslösung, Anhaken der hinteren MM-Lippe, Einstich mit Punktionskanüle im hinteren Scheidengewölbe nahe der Portio (nicht zu weit dorsal), Aspiration und Gewinnung von Material (Abb. 6.1).
  Zum Legen einer T-Drainage: Vorsichtiger Einstich quer mit dem Skalpell unterhalb der Punktionskanüle, stumpfe Erweiterung durch Spreizen der Kornzange, Legen der gefalteten T-Drainage mit Kornzange.

Komplikation

Darmverletzung (bis zu 30 % bei entzündlichem Situs).

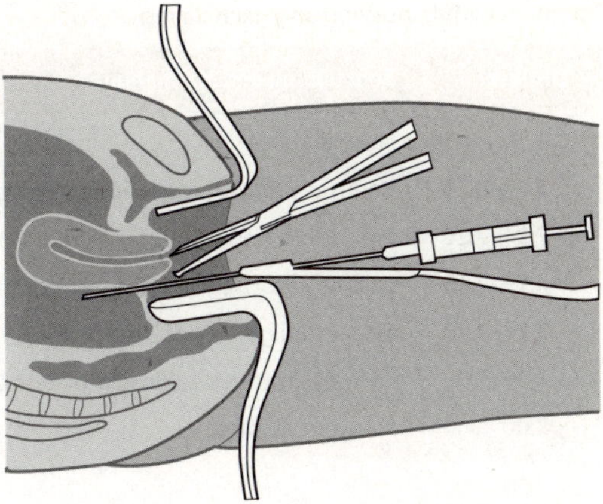

Abb. 6.1. Douglas-Punktion

6.2 Mikroblutuntersuchung

Definition

Gewinnung von Fetalblut zur Blutgasanalyse nach erfolgtem Blasensprung und bei erreichbarem Kopf.

Indikation

V. a. intrauterine Asphyxie (s. Kap. 5.8).

! MBU innerhalb von 10 Min. nach Asphyxie-Warnzeichen vornehmen.

Technik

- Material: Amnioskope mit Obturator verschiedener Durchmesser, Kaltlichtquelle mit Glasfiberkabel, Kornzange mit Lanzette, heparinisierte Blutentnahmekapillare, Tupferhalter mit kleinen Tupfern, Paraffinöl, sterile Handschuhe.

Tabelle 6.1. MBU-Auswertung nach Saling

pH-Wert	Beurteilung und Maßnahmen
≥7,30	Normal
7,29–7,25	Reduziert (Eröffnungsperiode, Kontrolle nach 5–10 Min.)
7,24–7,20	Präazidose (latente Gefährdung, Kontrolle nach 5 Min.)
7,19–7,15	Leichte Azidose (Gefährdung, Kontrolle nach 2 Min.)
7,14–7,10	Mittelgradige Azidose (sofortige Entbindung anstreben!)
7,09–7,00	Fortgeschrittene Azidose (höchste Gefahr!)
<7,00	Schwere Azidose

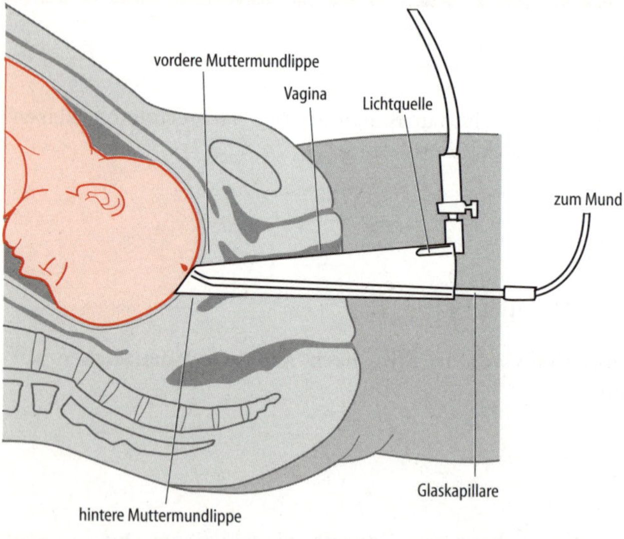

Abb. 6.2. Mikroblutuntersuchung: Technik der Fetalblutentnahme

- Durchführung (Abb. 6.2): Lagerung in Steinschnitt- oder Seitenlage, Abwaschen der Genitoanalregion mit Desinfektionslösung, Einführen des größtmöglichen Amnioskops mit Obturator je nach MM-Weite, Entfernen des Obturators, Einsetzen der Lichtquelle, Einstellung und Abdichten des VT, Trockentupfen der fetalen Kopfhaut, Betupfen der Inzisionsstelle mit Paraffinöl, Stichinzision in die Kopfhaut, Aufsaugen der Blutstropfen in Glaskapillare ohne Luftbeimengung, Kompression der Einstichstelle durch Tupfer, Blutgasanalyse (pH, BE, pCO_2, pO_2, Tabelle 6.1).

! **Bei pH <7,20 in Eröffnungsperiode erfolgt Sectio caesarea; bei pH <7,20 in Austreibungsperiode erfolgt Forzepsextraktion oder VE.**

6.3 Episiotomie

Definition

Scheiden-Dammschnitt zur Erweiterung des Scheideneingangs. Zur Prophylaxe von Dammriss, Überdehnung und Zerreißung der Beckenbodenmuskulatur.

Indikation

Straffer Beckenboden (Sportlerin), spitzer Schambogen, drohender Dammriss (Damm wird blass), ungünstiges Durchtrittsplanum (Deflexionslage, hintere HHL), Frühgeburt, BEL, VE, Forzeps, intrauterine Asphyxie (Beschleunigung der Austreibung), Status nach DR III./IV. Grades.

Zeitpunkt der Episiotomie:
- Spontangeburt: Einschneiden des Kopfes.
- Frühgeburt: Vor Einschneiden des Kopfes.
- Forzeps: Nach Anlegen der Zange.
- Vakuumextraktion: Nach Anlegen der Saugglocke.

Technik

- Material: Episiotomieschere nach Waldmann, getrennte Spekula, Kocher-Klemmen, Nadelhalter, Pinzette, Fadenschere, Kornzange, Tupfer, fadenarmierter Vaginaltupfer, Desinfektionslösung, sterile Handschuhe, Nahtmaterial 2/0–3/0 atraumatisch, resorbierbar (Vicryl®).
- Anästhesie: Lokalanästhesie des Dammes (s. Kap. 6.13), Pudendusblockade (s. Kap. 6.14), PDA (s. Kap. 6.15), Vollnarkose.
- Durchführung: Aufklärung und Einverständnis, Steinschnittlage, Abwaschen der Genitoanalregion mit Desinfektionslösung, in die Scheide eingeführter Zeige- und Mittelfinger schützt VT, Schere immer senkrecht zum Gewebe halten, Schnittlänge mindestens 3 cm, Schnitt auf dem Höhepunkt der Presswehe.
- Schnittführung (Abb. 6.3):
  - Mediane Episiotomie: Von der hinteren Kommissur ausgehender Schnitt in der Mittellinie bis an den M. sphincter ani exter-

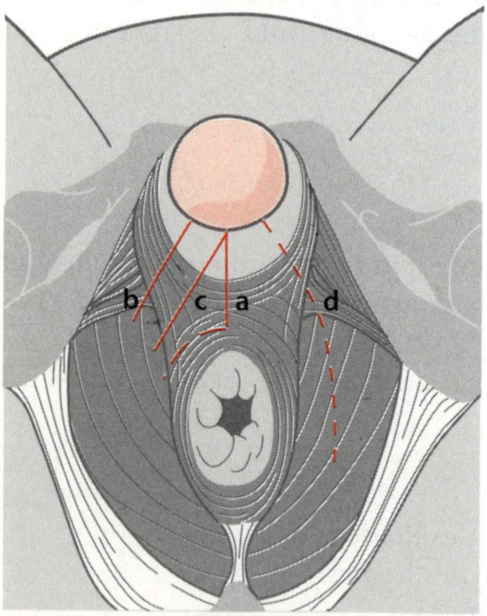

Abb. 6.3. Verschiedene Schnittrichtungen bei der Episiotomie. *a* Mediane Episiotomie. *b* Laterale Episiotomie. *c* Mediolaterale Episiotomie. *d* Schuchardt-Schnitt

nus. Im Notfall Schnitt bogenförmig um den Schließmuskel verlängern!
- Mediolaterale Episiotomie: Von der Mitte der hinteren Kommissur ausgehender Schnitt nach rechts oder links neben den Schließmuskel.
- Laterale Episiotomie: Schnitt beginnt 1–2 cm rechts oder links neben der hinteren Kommissur und führt zum Tuber ischiadicum.
- Schuchardt-Schnitt (sehr selten): Erweiterung der lateralen Episiotomie im äußersten Notfall z. B. Schulterdystokie (s. Kap. 6.10).

▶ Mediane Episiotomie bei Spontan- und Frühgeburt.

▶ Mediolaterale Episiotomie bei niedrigem Damm, großem Kind, hinterer HHL, vaginal-operativer Entbindung, BEL, Status nach DR III./IV. Grades.

▶ Laterale Episiotomie bei schwieriger vaginal-operativer Entbindung.

! Gute Nahtversorgung nur bei guter Darstellung der Scheide durch Assistenz und hinreichender Analgesie möglich.

Die Nahtversorgung sieht folgendermaßen aus:

▶ Vorbereitung:
- Nachgeburt der vollständigen Plazenta,
- Lagerung im Querbett,
- Abwaschen der Genitoanalregion mit Desinfektionslösung,
- steriles Abdecken,
- bei V. a. Verletzung der Geburtswege, unvollständige Plazenta und nach vaginal-operativer Entbindung erfolgt Spekulumeinstellung,
- hinreichende Anästhesie (s. o.) und
- Einführen des fadenarmierten Vaginaltupfers in die Scheide.

▶ Scheidennaht:
- Spekulumeinstellung, exakte Inspektion und
- oberhalb des oberen Wundwinkels beginnen, Vaginalwand fortlaufend oder durch Einzelknopfnähte versorgen (Vicryl® 2/0), korrespondierende Wundflächen adaptieren, blutende Gefäße ligieren oder umstechen, Hohlraumbildung vermeiden, Naht endet am Hymenalsaum bzw. der hinteren Kommissur.

- Dammaufbau: Vereinigung der tiefen Dammschichten von ventral nach dorsal durch versenkte Einzelknopfnähte (Vicryl® 2/0), Ein- und Ausstich direkt unter der Haut rechtwinkelig zum Gewebe, Hohlraumbildung vermeiden, blutende Gefäße gut ligieren oder umstechen, 3–5 durchgreifende Nähte meist ausreichend, manchmal 2-schichtiger Dammaufbau notwendig.
- Hautnaht: Einzelknopfnähte oder Intrakutannaht (Vicryl® 3/0).
- Kontrolle zum Abschluss:
  - Entfernung des Vaginaltupfers,
  - rektale Untersuchung,
  - Fundusstand und Kontraktion des Uterus,
  - Desinfektion der Genitoanalregion und
  - Wundspray, Vorlage, Eisblase.

Komplikation

Hämatombildung (s. Kap. 5.11), Infektion der Episiotomiewunde, Nahtinsuffizienz.

6.4 Naht des Dammrisses

Definition

Gewebezerreißung von Scheide und Damm beim Durchschneiden des vorangehenden kindlichen Teils.

DR-Schweregrade nach Gewebedefekt:

- I. Grades: Hauteinriss (Introitus, Vagina, Damm) ohne Verletzung der Dammmuskulatur.
- II. Grades: Riss der Dammmuskulatur (M. bulbospongiosus, M. transversus perinei superficialis) bis zum M. sphincter ani externus, häufig in Kombination mit Scheidenriss.
- III. Grades: Kompletter Dammriss einschließlich des M. sphincter ani externus in Kombination mit ausgedehntem Scheidenriss.
- IV. Grades: DR III. Grades mit zusätzlicher Zerreissung des Rektums.

Ursache

Unkontrollierte Gewebezerreißung bei zu kleiner Episiotomie, Verzicht auf Episiotomie.

Technik

- Material: Getrennte Spekula, Nadelhalter, Pinzette, Fadenschere, Allis- oder Kocher-Klemmen, Tupfer, fadenarmierter Vaginaltupfer, Desinfektionslösung, Nahtmaterial 2/0–4/0 atraumatisch, resorbierbar (Vicryl®), sterile Handschuhe.
- Anästhesie: Lokalanästhesie des Scheiden-Dammbereiches (s. Kap. 6.13), Pudendusblockade (s. Kap. 6.14), PDA (s. Kap. 6.15), Vollnarkose.

! **Gute Versorgung nur bei guter Darstellung des Operationsgebietes durch Assistenz und hinreichender Analgesie möglich.**

Die Nahtversorgung beim Dammriss beinhaltet:
- Vorbereitung:
  - Nachgeburt der vollständigen Plazenta,
  - Aufklärung und Einverständnis,
  - Lagerung im Querbett,
  - Abwaschen der Genitoanalregion mit Desinfektionslösung,
  - steriles Abdecken,
  - hinreichende Anästhesie (s. o.) und
  - Einführen des fadenarmierten Vaginaltupfers in die Scheide.
- Dammriss I. und II. Grades: s. Kap. 6.3.
- Dammriss III. Grades:
  - Scheidennaht bis zum Hymenalsaum: s. Kap. 6.3.
  - Wiederherstellung des M. sphincter ani externus (Abb. 6.4): Aufsuchen der Sphinkterenden direkt unter der Dammhaut, wo die radiären Afterfalten an die Wundränder stoßen. Anklemmen der Sphinkterenden mit Allis-Klemmen, Adaptation der Sphinkterenden durch U-Einzelknopfnähte (Vicryl® 3/0–4/0), die zirkulär (hinten, oben, unten und zuletzt vorn) das Perimysium fassen. Bei schwerer Gewebetraumatisierung können die Sphink-

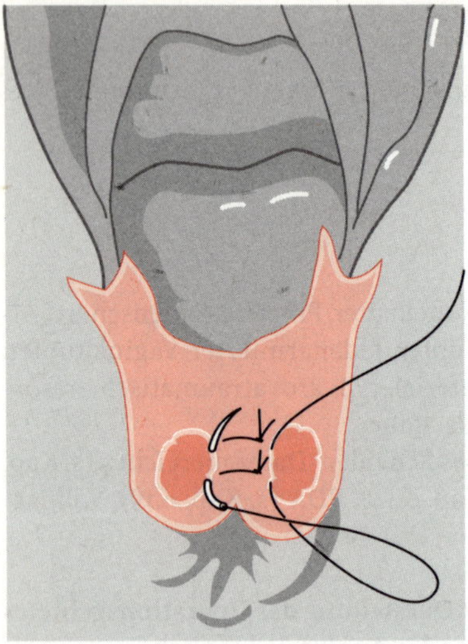

Abb. 6.4. Dammriss III. Grades: Adaptation des M. sphincter ani externus. Die Sphinkternaht erfolgt indirekt, indem das Perimysium zirkulär (hinten, oben, unten, vorn) durch U-Einzelknopfnähte adaptiert wird

terenden durch tiefe U-Einzelknopfnähte adaptiert werden. Rektale Untersuchung, Handschuhwechsel.
- Dammaufbau, Hautnaht und Kontrolle zum Abschluss: s. Kap. 6.3.

▶ Dammriss IV. Grades:
- Naht der Rektumvorderwand (Abb. 6.5): Aufsuchen der Sphinkterenden, Anklemmen der Sphinkterenden mit Allis-Klemmen, durch Zug an den Allis-Klemmen nähern sich die Rektumwundränder, am oberen Wundwinkel beginnend Verschluss der Rektumvorderwand durch eng aneinander liegende Einzelknopfnähte (Vicryl® 3/0–4/0) bis zum äußeren Rand der Analhaut, dabei Mitfassen von perirektalem Bindegewebe, Muskularis und Submukosa. Die Rektumschleimhaut wird nicht mitgefasst! Instrumenten- und Handschuhwechsel!

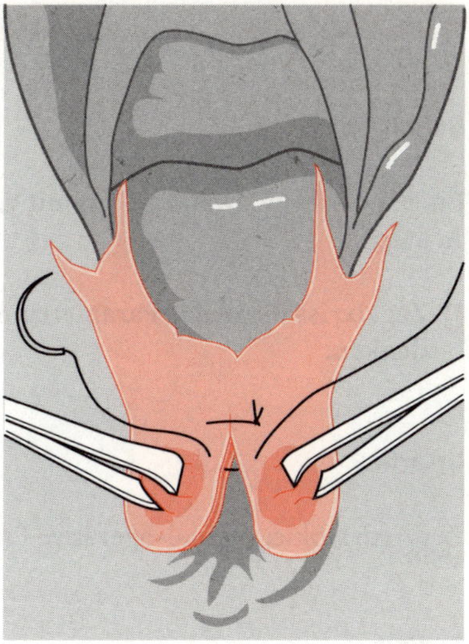

Abb. 6.5. Dammriss IV. Grades: Naht der Rektumvorderwand. Am Anfang der chirurgischen Versorgung steht immer die Identifikation der beiden durchgerissenen Enden des M. sphincter ani externus, Anklemmen der Sphinkterenden mit Allis-Klemmen. Danach Einzelknopfnähte der Rektumvorderwand. Dabei werden perirektales Bindegewebe, Muskularis und Submukosa unter Aussparung der Mukosa gefasst

- Wiederherstellung des M. sphinkter ani externus (s. o.).
- Scheidennaht bis zum Hymenalsaum, Dammaufbau, Hautnaht, Kontrolle zum Abschluss: s. Kap. 6.3.

Komplikation

Hämatombildung, Infektion der Operationswunde, Sphinkterinsuffizienz (Stuhlinkontinenz), Rektum-Scheiden-Fistel.

6.5 Naht des Zervixrisses

Definition

Einriss der Zervixwand >1 cm mit Verletzung der zervikalen Äste der A. uterina.

! Zervixriss bis in das Parametrium möglich, dann an Laparotomie denken.

Ursache

Zervixdystokie, vaginal-operative Entbindung.

Technik

- Material: Getrennte Spekula, 2–3 gefensterte Klemmen, Nadelhalter (lang), Pinzette (lang), Fadenschere, Kornzange, Tupfer, Desinfektionslösung, Nahtmaterial 2/0 atraumatisch, resorbierbar (Vicryl®), sterile Handschuhe.
- Anästhesie: Im Notfall nicht notwendig, liegende PDA nachspritzen (s. Kap. 6.13), Vollnarkose.
- Durchführung:
  - Aufklärung und Einverständnis,
  - Lagerung im Querbett,
  - Abwaschen der Genitoanalregion mit Desinfektionslösung,
  - steriles Abdecken,
  - Uterotonika: Oxytocin (Syntocinon®) 3 IE i.v. oder Methylergometrin (Methergin®) 0,2 mg i.v.,
  - Spekulumeinstellung (gute Assistenz!): Vorziehen des MM mit gefensterten Klemmen, genaue Inspektion des gesamten MM und Scheidengewölbes,
  - MM beiderseits des Zervixrisses mit je einer gefensterten Klemme anklemmen und vorziehen (Abb. 6.6),
  - oberen Wundwinkel genau darstellen und 1. Einzelknopfnaht ca. 1 cm kranial des oberen Risswinkels legen,

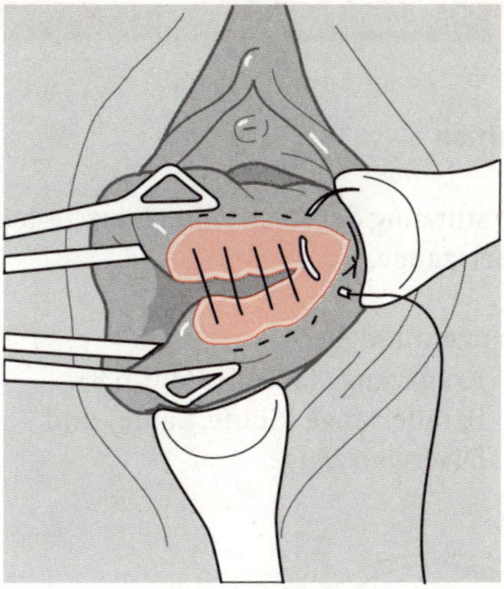

Abb. 6.6. Nahtversorgung des Zervixrisses

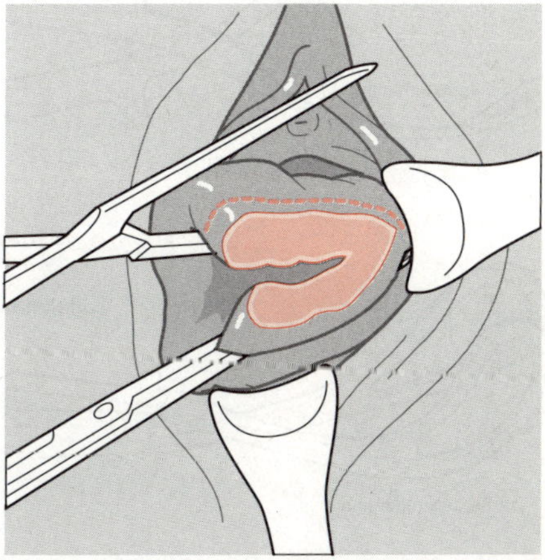

Abb. 6.7. Notmaßnahme bei stark blutendem Zervixriss durch Anlegen von langen Klemmen

- Einzelknopfnähte von kranial nach kaudal, Ein- und Ausstich außen, Epithel des Zervixkanals nicht mitfassen!
- Kontrolle auf Bluttrockenheit.

! Notfallmaßnahme zur Operationsvorbereitung bei starker Blutung: Rissränder beiderseits mit langen Klemmen abklemmen (Abb. 6.7).

6.6 Zangenextraktion

Definition

Unterstützung der Austreibung durch Zug am kindlichen Kopf mittels Geburtszange.

- Zangenmodelle:
  - Kreuzzange (Naegle, Abb. 6.8),
  - Parallelzange (Shute, Laufe) und
  - Divergenzzange.

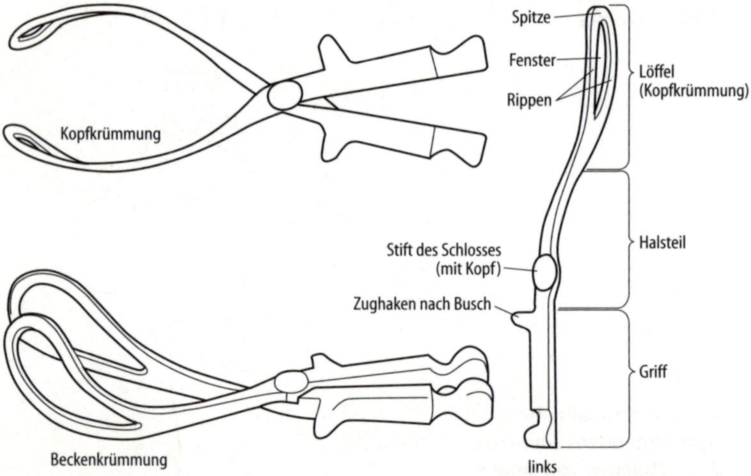

Abb. 6.8. Naegle-Zange: Das am häufigsten angewandte Zangenmodell

Indikation

Intrauterine Asphyxie, Verhinderung des aktiven Mitpressens bei mütterlichen Erkrankungen (Herzvitium, Netzhautablösung), Erschöpfung der Mutter.

Vorbedingung

Folgende Bedingungen müssen für eine Zangenextraktion erfüllt sein:

- MM muss vollständig sein (>10 cm)!
- Fruchtblase muss eröffnet sein!
- Kopf muss zangengerecht stehen! Leitstelle auf oder knapp über Beckenboden, Spinae ischiadicae kaum noch erreichbar.
- Kopf und Becken müssen zusammenpassen! Kephalo-pelvines Missverhältnis darf nicht bestehen.
- Kind muss leben! Kein Risiko für die Mutter eingehen, wenn Kind unter der Geburt abgestorben.

  Zusätzlich müssen gegeben sein:
- Anästhesie muss ausreichen!
- Harnblase muss entleert sein!
- Keine Zange ohne Episiotomie!

Technik

- Material: Geburtszange, Desinfektionslösung, Episiotomieschere, sterile Handschuhe, getrennte Spekula, gefensterte Klemmen, Nadelhalter, Pinzette, Fadenschere, Kocher-Klemmen, Kornzange, Tupfer, fadenarmierter Vaginaltupfer, Nahtmaterial 2/0–3/0 atraumatisch, resorbierbar (Vicryl®).
- Anästhesie: Pudendusblockade (s. Kap. 6.14), liegende PDA aufspritzen (s. Kap. 6.15), Vollnarkose (selten). Nur im Notfall Lokalanästhesie des Dammes (s. Kap. 6.13).
- Vorbereitung zur Zange:
  - Aufklärung und Einverständnis,
  - Lagerung im Querbett,
  - Abwaschen der Genitoanalregion mit Desinfektionslösung,
  - Harnblase entleeren (Einmalkatheter) und
  - steriles Abdecken.
- Vaginale Untersuchung vor der Zange:
  - MM vollständig (>10 cm)?
  - VT auf Beckenboden?
  - Welche Fontanelle führt?
  - Wie steht die Pfeilnaht?

- Zangentechnik:
  - Hinhalten der geschlossenen Zange: Die Zange mit beiden Händen so vor die Vulva halten, wie sie später am Kopf liegen soll. Pfeilnaht im geraden Durchmesser, Zange im queren Durchmesser (Abb. 6.9).
  - Einführen des linken Löffels: Rechte Hand legt den rechten Zangenlöffel ab, Einführen der rechten Hand zwischen Kopf und Beckenwand auf der linken Seite der Mutter. Linke Hand fasst zwischen Daumen und Zeigefinger den linken Zangenlöffel (Pencil-Griff), hält ihn senkrecht vor die Vulva und bringt die Löffelspitze auf die eingeführte rechte Innenhand. Durch Senkung des Zangengriffs aus der Senkrechten in die Horizontale gleitet die Zange zwischen Kopf und schützender rechter Hand in die richtige Position (Abb. 6.10).
  - Einführen des rechten Löffels: Halten des linken eingeführten Zangenlöffels mit dem abgespreizten kleinen Finger der linken Hand (linker Zangenlöffel kann auch durch Hilfsperson gehalten werden). Zeigefinger und Mittelfinger der linken Hand werden auf der rechten Seite in die Vagina als Gleitschiene für rechten Zangenlöffel eingeführt. Der rechte Zangenlöffel gleitet dann durch Senken des Griffes auf der Gleitschiene in die richtige Posititon (Abb. 6.11).
  - Schließen der Zange: Zangengriffe mit korrespondierenden Händen im Untergriff fassen (Daumen nach oben). Durch Hin- und Herschieben, Senken und Heben der Zangengriffe wird Zangenschloss ohne Kraft zusammengeführt. Vorsicht beim Sich-Werfen der Zange (Abb. 6.12).
  - Nachtasten: Linke Hand hält die Zange, rechte Hand untersucht, ob nicht Weichteile (MM, Vagina) mitgefasst sind und ob Zange biparietal angelegt ist.
  - Probezug: Die linke Hand fasst die Zange über dem Schloss und führt geringe Traktionen aus, rechte Hand liegt darüber und der Zeigefinger der rechten Hand prüft, ob „Kopf folgt" (Abb. 6.13).
  - Mediolaterale Episiotomie (s. Abb. 6.3).
  - Extraktion: Zangengriffe mit beiden Händen im Obergriff (Daumen nach unten) fassen und waagerechte Traktion bis die Nacken-Haar-Grenze als Hypomochlion unter der Symphyse steht (Abb. 6.14).

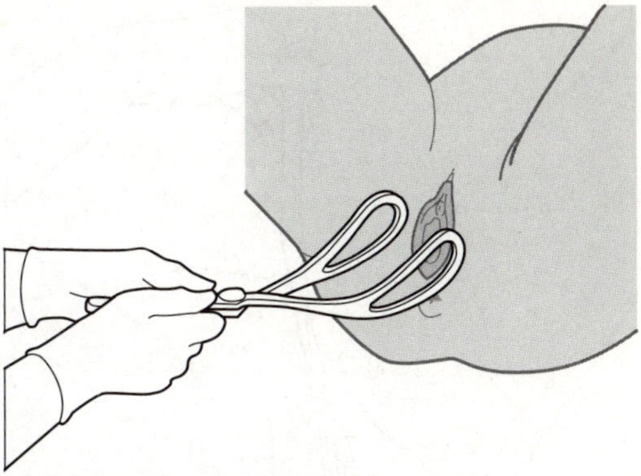

Abb. 6.9. Hinhalten der geschlossenen Zange

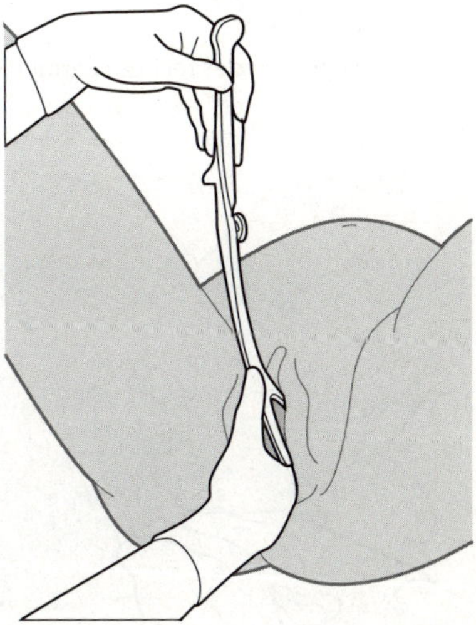

Abb. 6.10. Einführen des linken Zangenlöffels

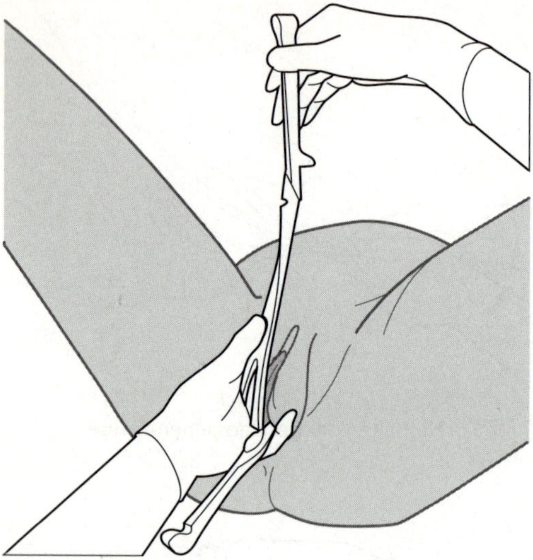

Abb. 6.11. Einführen des rechten Zangenlöffels

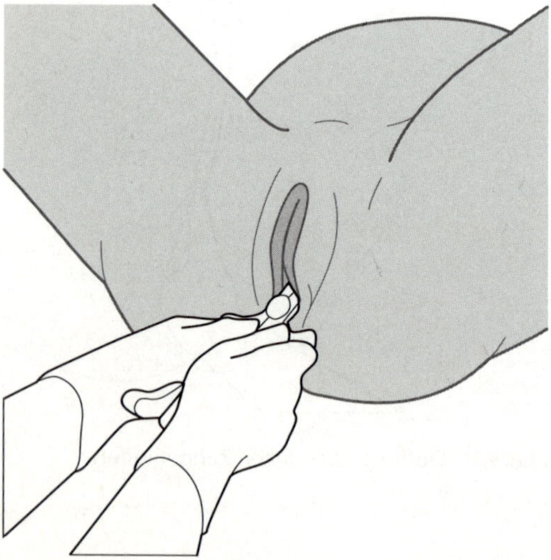

Abb. 6.12. Schließen der Zange

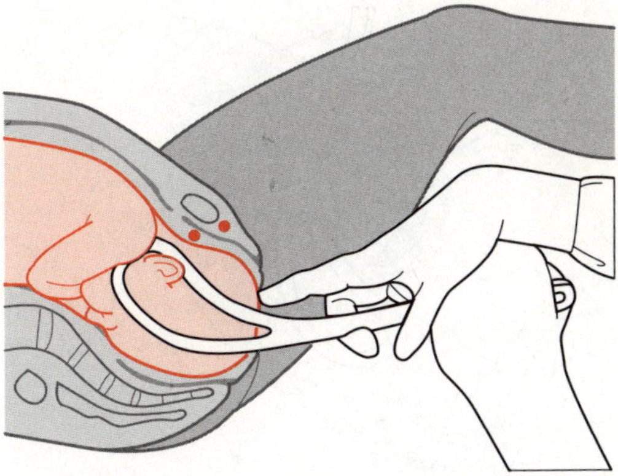

Abb. 6.13. Probezug nach dem Anlegen der Zange

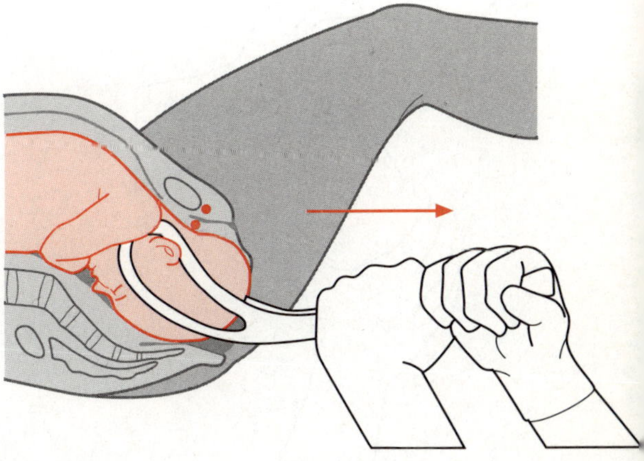

Abb. 6.14. Zangenextraktion mit waagerechter Traktionsrichtung

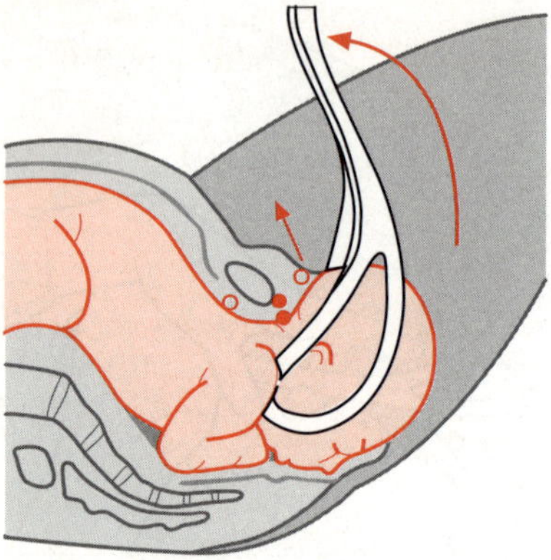

Abb. 6.15. Entwicklung des Kopfes bei Zangenextraktion

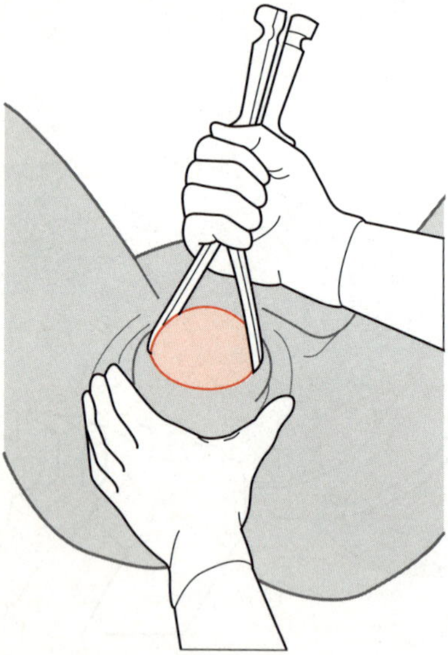

Abb. 6.16. Dammschutz bei der Zangenextraktion

- Entwickeln des Kopfes: Nacken-Haar-Grenze unter der Symphyse, Fassen der Zange nur mit der rechten Hand über dem Schloss im Obergriff (Daumen nach unten). Linke Hand zum Dammschutz frei. Durch Anheben der Zange in die Senkrechte erfolgt Entwicklung des Kopfes über den Damm (Abb. 6.15, 6.16).
- Abnehmen der Zangenlöffel: Zangenschloss öffnen, Zange abnehmen.
- Entwicklung des Schultergürtels: Kein Unterschied zum Spontanpartus! Zuerst Entwicklung der vorderen Schulter, dann Entwicklung der hinteren Schulter, üblicherweise folgt der Körper des Kindes problemlos.

! **Nach Zangenextraktion immer Spekulumeinstellung und Kontrolle auf Zervix- und Scheidenriss.**

6.7 Vakuumextraktion

Definition

Unterstützung der Austreibung durch Zug am kindlichen Kopf mittels Vakuumpelotte.

Indikation

Sekundäre Wehenschwäche, protrahierter Geburtsverlauf, Rotations- und Haltungsanomalie, Verhinderung des aktiven Mitpressens bei mütterlicher Erkrankung (Herzvitium, Netzhautablösung), Erschöpfung der Mutter, intrauterine Asphyxie.

! **Keine VE bei Frühgeburt und Gesichtslage.**

Vorbedingung

Folgende Bedingungen müssen erfüllt sein:
- Muttermund muss vollständig sein!
- Fruchtblase muss eröffnet sein!
- Leitstelle unterhalb der Interspinalebene!
- Kein Missverhältnis zwischen Kopf und Becken!
- Kopf muss durch Saugglocke fassbar sein!
- Kind muss leben!

  Zusätzlich müssen gegeben sein:
- Anästhesie muss ausreichen!
- Harnblase muss entleert sein!
- Keine VE ohne Episiotomie!

Technik

- Material: Elektrische Pumpe mit Manometer und Vakuumflasche, Schlauchsystem mit Zuggriff, Saugglocken (40, 50, 60 mm Durchmesser), Episiotomieschere, getrennte Spekula, gefensterte Klemmen, Nadelhalter, Pinzette, Fadenschere, Kocher-Klemmen, Kornzange, Tupfer, fadenarmierter Vaginaltupfer, Desinfektionslösung, sterile Handschuhe, Nahtmaterial 2/0–3/0 atraumatisch, resorbierbar (Vicryl®).
- Anästhesie: Pudendusblockade (s. Kap. 6.14), liegende PDA aufspritzen (s. Kap. 6.15), Lokalanästhesie des Dammes (s. Kap. 6.13).
- Vorbereitung zur VE:
  - Aufklärung und Einverständnis,
  - Lagerung im Querbett,
  - Abwaschen der Genitoanalregion mit Desinfektionslösung,
  - Harnblase entleeren (Einmalkatheter) und
  - steriles Abdecken.
- Vaginale Untersuchung vor VE:
  - MM vollständig?
  - VT unterhalb der Interspinalebene?
  - Wie steht die Pfeilnaht?
  - Haltungsanomalie?

- Vakuumextraktion:
  - Größtmögliche Saugglocke wählen,
  - Labien spreizen,
  - Damm nach dorsal drücken, Saugglocke in die Scheide einführen, Metallglocke im schrägen Durchmesser,
  - Platzierung auf der Leitstelle, Andrücken mit Daumen, Zeige- und Mittelfinger,
  - Ansaugen der Glocke (Unterdruck 0,2 kg/cm^2),
  - Nachtasten, ob die Glocke richtig am Kopf sitzt und keine Weichteile mitgefasst sind,
  - Unterdruck von 0,8–0,9 kg/cm^2 innerhalb von 2–5 Min. herstellen, währenddessen Sitz der Saugglocke kontrollieren,
  - Probezug mit rechter Hand, Zeige- und Mittelfinger der linken Hand auf kindlichem Kopf, Daumen auf der Glocke,
  - mediolaterale Episiotomie (s. Abb. 6.3),
  - wehensynchrone Traktionen, Zugkraft dosieren, Zugrichtung in der Führungslinie des Geburtskanals,
  - Entwicklung des Kopfes um die Symphyse mit der Nacken-Haar-Grenze als Hypomochlion,
  - Dammschutz mit der linken Hand und
  - Nach der Geburt des Kopfes Sog über 30 Sek. ablassen, Saugglocke entfernen, weiter wie bei Spontanpartus.

! **Nach VE immer Spekulumeinstellung und Kontrolle auf Zervix- und Scheidenriss.**

6.8 Manualhilfe bei Beckenendlage

Definition

Geburtshilfliche Methoden zur Entwicklung von Schultern und Armen sowie nachfolgendem Kopf bei BEL-Kindern, die bis zu den Schulterblattspitzen spontan geboren wurden (s. Kap. 5.3).

Prinzip

- Konservativ-abwartende Geburtsleitung: Spontaner Geburtsverlauf bis zu den *Schulterblattspitzen* bzw. dem *Nabelschnuransatz*.

! Gefahr der Nabelschnurkompression, jetzt so aktiv wie notwendig.

- Manualhilfe:
  - Handgriff nach Bracht.
    Treten Schwierigkeiten auf:
  - Klassische Armlösung und
  - Entwicklung des Kopfes nach Veit-Smellie.

Technik

- Manualhilfe nach Bracht:
  - Fassen des Kindes: Fassen der Fruchtwalze mit beiden Händen, die Daumen liegen dabei auf der Dorsalseite der Oberschenkel, die übrigen Finger auf dem Rücken des Kindes, Steiß in Beckenführungslinie halten! Nicht ziehen!
  - Entwicklung von Schultergürtel und Kopf: Durch Heben der Fruchtwalze und Druck in Richtung der Bauchdecke der Mutter wird das Kind einzeitig entwickelt (Abb. 6.17, 6.18).
  - Kristeller-Handgriff durch Assistenz: Zügige Entwicklung nach Bracht wird wirkungsvoll unterstützt, wenn Assistenz von oben Druck auf die Bauchdecke der Mutter ausübt.
  - Bracht mit Schwierigkeiten, Umschalten auf: Klassische Armlösung, wenn Arme und Schultern nicht folgen und Kopflösung nach Veit-Smellie, wenn Kopfentwicklung nicht möglich.
- Klassische Armlösung:
  - Lösung des hinteren Armes in der Kreuzbeinhöhle: Mit Daumen, Zeige- und Mittelfinger von hinten her in Knöchelgegend Beine des Kindes fassen. Bei I. BEL durch linke Hand des Geburtshelfers; bei II. BEL durch rechte Hand des Geburtshelfers. Kind durch Zug nach unten strecken und dann Hochschlagen der Beine bei I. BEL in die rechte Leistenbeuge und bei II. BEL in die linke Leistenbeuge der Mutter (Phase I; Abb. 6.19). Der Zei-

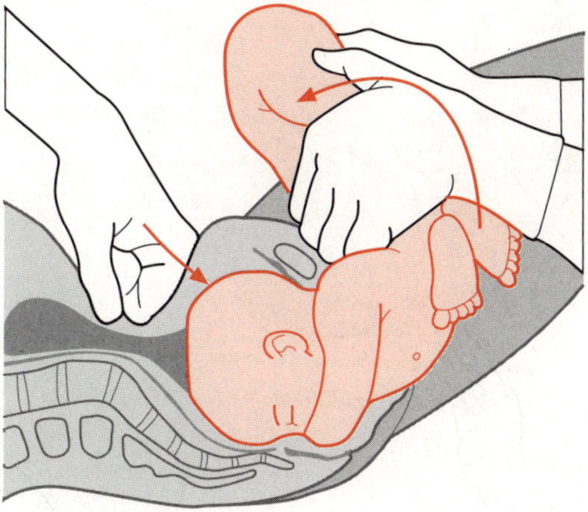

Abb. 6.17. Manualhilfe nach Bracht. Die Fruchtwalze ist mit beiden Händen voll umfasst, die Daumen liegen auf den Oberschenkeln, die Finger auf dem Rücken des Kindes. Die Assistenz unterstützt durch Druck von oben die zügige Entwicklung des Kindes

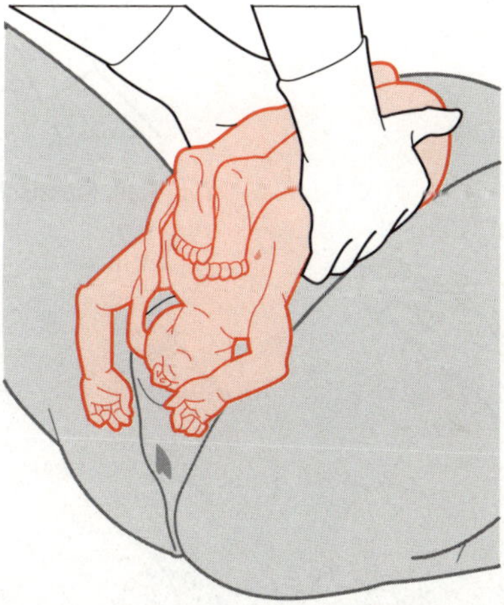

Abb. 6.18. Manualhilfe nach Bracht. Der Rumpf wird mit den Daumen aus der Führungslinie heraus auf den Bauch der Mutter gedrückt. Die Arme sind spontan herausgefallen, das Kinn wird am Damm sichtbar

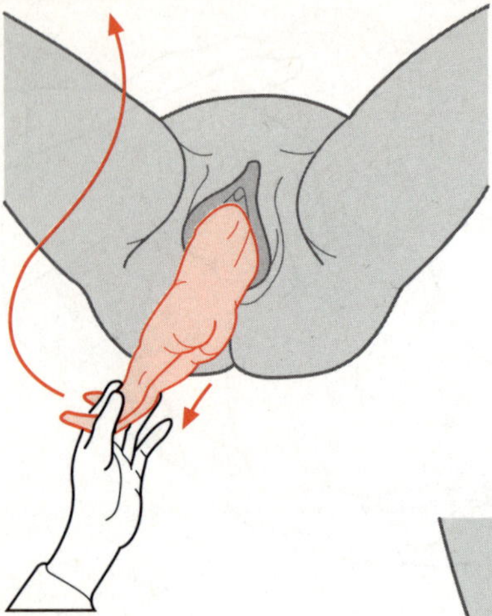

Abb. 6.19. Klassische Armlösung (Phase I)

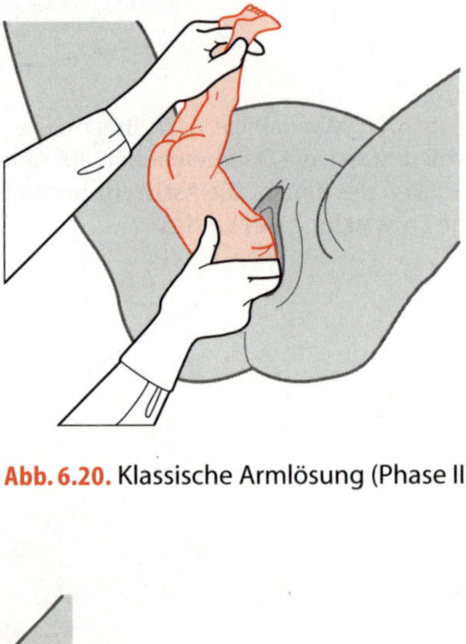

Abb. 6.20. Klassische Armlösung (Phase II)

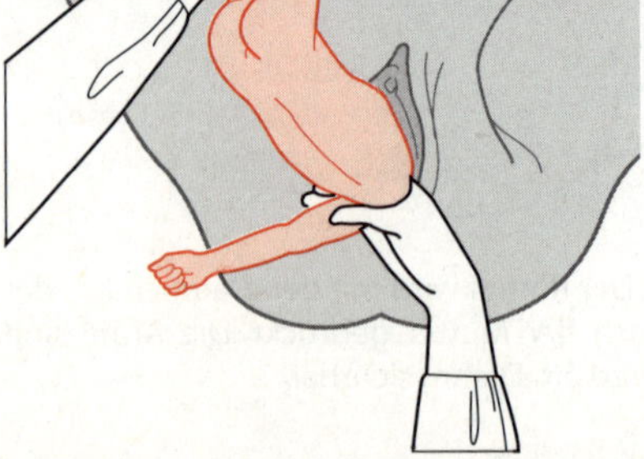

Abb. 6.21. Klassische Armlösung (Phase III)

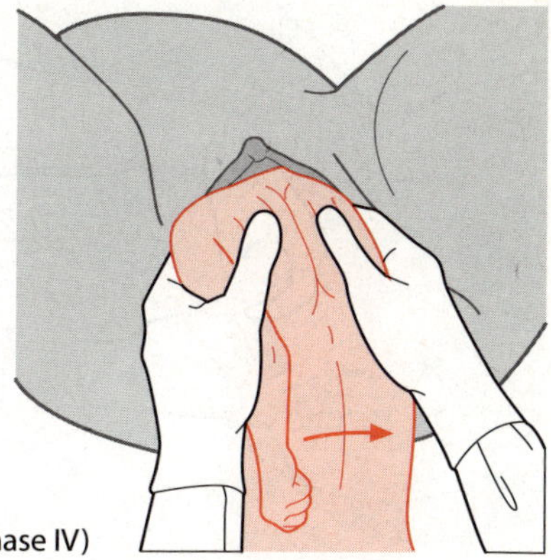

Abb. 6.22. Klassische Armlösung (Phase IV)

ge- und Mittelfinger der jeweils freien Hand gehen vom Rücken des Kindes her über die Schulter ein und fassen den Arm bis zum Ellenbogen (Phase II; Abb. 6.20). Der Arm des Kindes wird nach abwärts gestreift bis er gelöst ist. Die Schulter folgt jeweils von allein nach (Phase III; Abb. 6.21).

- Vordere Schulter in die Kreuzbeingegend bringen (Umstopfen): Beide Hände umfassen den Thorax zusammen mit dem bereits gelösten Arm in der Weise, dass die Daumen parallel auf den Schulterblättern des Kindes liegen (Phase IV). Durch stopfende Bewegungen wird das Kind langsam um 180° so rotiert, dass der *Rücken unterhalb der Symphyse* vorbeigedreht wird. Der „vordere" Arm gelangt auf diese Weise nach hinten in die Kreuzbeinhöhle (Abb. 6.22).
- Lösung des 2. Armes in der Kreuzbeinhöhle: Gleiches Vorgehen wie beim 1. Arm, jedoch mit spiegelbildlicher Zuordnung bezüglich Kind und Geburtshelfer.

▶ Kopfentwicklung nach Veit-Smellie:

- Fassen des Kindes: Kind reitet auf dem linken Unterarm, die Hand geht in die Vulva ein, der Zeigefinger in den Mund des Kindes. Rechte Hand umfasst Nacken gabelförmig, so dass Zeige- und Mittelfinger jeweils über einer Schulter liegen (Phase I; Abb. 6.23).
- Herabziehen des Kopfes bis zur Nacken-Haar-Grenze: Rechte Hand zieht Kind leicht kaudal bis Nacken-Haar-Grenze unter

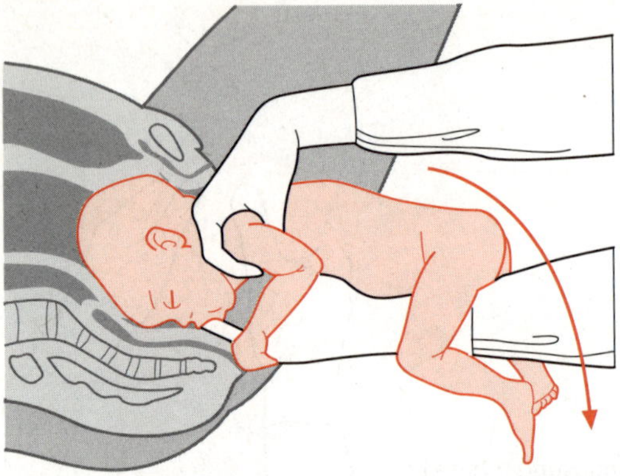

Abb. 6.23. Kopfentwicklung nach Veit-Smellie (Phase I)

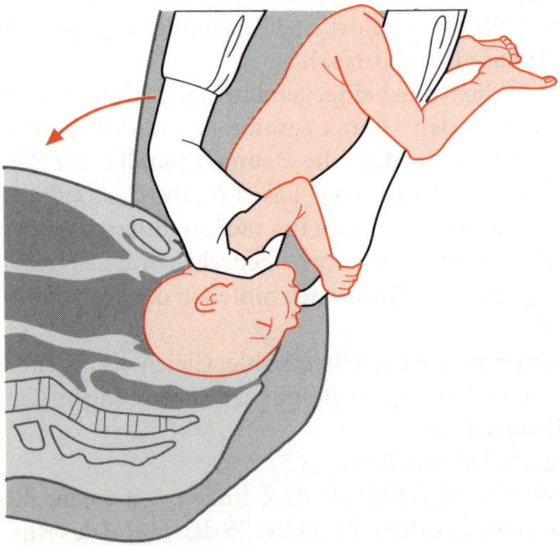

Abb. 6.24. Kopfentwicklung nach Veit-Smellie (Phase II)

der Symphyse steht. Zeigefinger der linken Hand *fixiert lediglich Flexion des Kopfes* (kein Zug!).
- Entwicklung des Kopfes: Rechte Hand hebelt das Kind um die Symphyse; dies wird durch Anheben des linken Unterarmes unterstützt. Linke Hand leitet die Entwicklung von Kinn, Gesicht und Hinterhaupt über den Damm (Phase II; Abb. 6.24). Dammschutz durch Assistenz!

6.9 Manuelle Extraktion

Definition

Entwicklung einer BEL, bevor der Steiß bis zu den Schulterblattspitzen spontan geboren wurde.

Indikation

Entwicklung des 2. Zwillings nach innerer kombinierter Wendung auf den Fuß (s. Kap. 5.2).

! **Manuelle Extraktion heute nur noch bei Entwicklung des 2. Zwillings vertretbar.**

Technik

Die Technik richtet sich nach der Lage des Kindes:
- ▶ Unvollkommene Fußlage, *vorderer Fuß* vorliegend:
  - Zeige- und Mittelfinger einer Hand fassen den Unterschenkel oberhalb des Knöchels und bringen den Fuß vor die Vulva.
  - Ist der Unterschenkel entwickelt, wird er mit der ganzen Hand umfasst (Daumen auf die Wade). Die Wade muss nach ventral zeigen, damit die Drehung des Rückens nach hinten vermieden wird.
  - Nachgreifen mit der freien Hand und am Unter- und Oberschenkel hochklettern. Zugrichtung steil nach unten, bis die vordere Hüfte geboren ist (Phase I; Abb. 6.25).

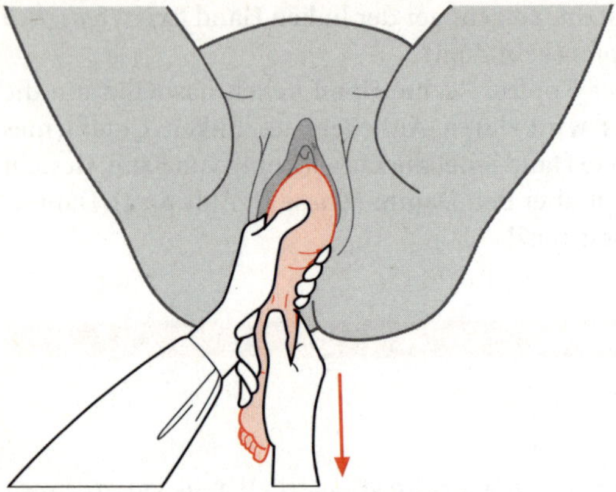

Abb. 6.25. Manuelle Extraktion (Phase I)

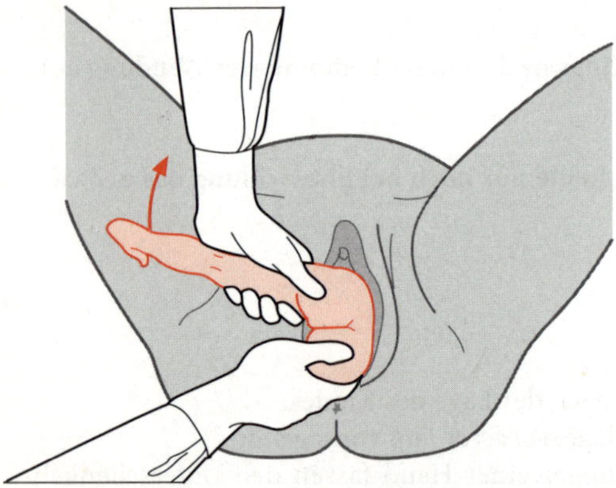

Abb. 6.26. Manuelle Extraktion (Phase II)

  - Nach Entwicklung der vorderen Hüfte ändert sich die Zugrichtung steil nach oben, um die hintere Hüfte über den Damm zu bringen.
  - Sobald in die hintere Hüftbeuge zu fassen ist, hakt sich dort der Zeigefinger der freien Hand ein (Phase II; Abb. 6.26).
  - Nach Lösung des hinteren Beines umfassen beide Hände die Oberschenkel und ziehen weiter bis die Spitze des vorne gelegenen Schulterblattes sichtbar wird.
  - Es schließen sich Manualhilfe mit klassischer Armlösung und Kopfentwicklung nach Veit-Smellie an.
- Unvollkommene Fußlage, *hinterer Fuß* vorliegend:
  - Zugrichtung steil nach unten, bis zuerst die hintere und anschließend die vordere Hüfte entwickelt ist.
  - Mit Zeigefinger der freien Hand in der vorderen Hüfte einhaken.
  - Weiteres Vorgehen (s. o.).

6.10 Schulterdystokie

Definition

Geburtsstillstand nach Geburt des Kopfes durch regelwidrige Einstellung der Schultern. Man unterscheidet:

- Hohe Schulterdystokie (hoher Schultergeradstand): Schulterbreite steht über Beckeneingang gerade bzw. die vordere Schulter bleibt oberhalb der Symphyse hängen.
- Tiefe Schulterdystokie (tiefer Schulterquerstand): Schulterbreite hat sich auf Beckenboden im queren Durchmesser eingestellt.

Komplikation

An Komplikationen können auftreten:

- Fetale Asphyxie (Mortalität 2–16 %!).
- Trauma des Kindes mit Plexuslähmung, Klavikulafraktur, Humerusfraktur, Epiphysenlösung, Schulterdistorsion, Schiefhals.
- Trauma der Mutter mit schweren Rissverletzungen des Geburtskanals und im kleinen Becken, Uterusruptur.

Ursache

Ausbleibende Schulterrotation im Beckeneingang und auf Beckenboden. Risikofaktoren hierfür sind: Makrosome Kinder (>4000 g), Adipositas und/oder Diabetes mellitus der Mutter, Schulterdystokie bei vorausgegangener Geburt (10 % Wiederholungsrisiko!).

! **Die Prävalenz beträgt 3 % bei Geburtsgewicht >4000 g und 40 % bei Geburtsgewicht >5000 g.**

Klinik

Klinisch zeigen sich folgende Symptome:
- Geburtsstillstand nach Austritt des Kopfes.
- Äußere Drehung des Kopfes bleibt bei *tiefer Schulterdystokie* aus.
- Kopf „wie auf Vulva gepresst" bei *hoher Schulterdystokie*.

! **Solange Schulter eingekeilt, kein Wehenmittel, Zug am Kopf oder Druck auf den Fundus uteri.**

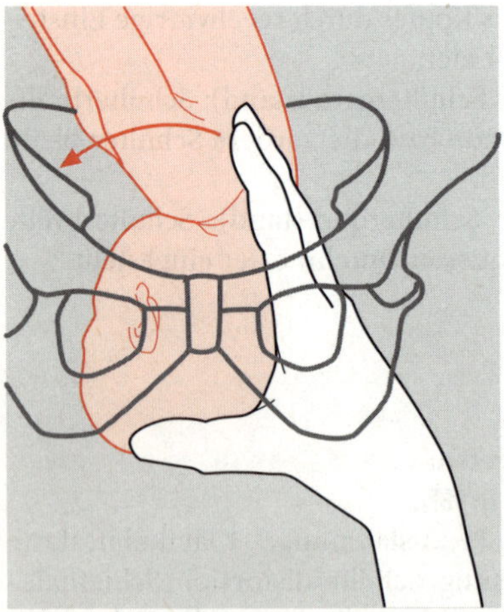

Abb. 6.27. Innere Rotation der vorderen Schulter bei hoher Schulterdystokie

Sofortmaßnahmen:

- Hohe Schulterdystokie:
  - Anästhesist und Pädiater über Notruf verständigen.
  - Mund und Nase des Kindes absaugen.
  - Erweiterung der Episiotomie nach lateral (Schuchardt-Schnitt).
  - Überstrecken nach dorsal und rasches Beugen nach abdominal der aus den Beinhaltern herausgenommenen Beine in den Hüftgelenken und gleichzeitige Rotation des Beckens nach rechts und links.
  - Notfalltokolyse: Fenoterol (Partusisten® intrapartal) 25 μg (1 Amp.) mit 4 ml 0,9 % NaCl verdünnen und langsam über 2–3 Min. i. v.. Wiederholung einmal möglich.
  - Beckenhochlagerung und Versuch, durch suprasymphysären Druck von außen die Schultern zu rotieren. Vorsicht wegen Gefahr der Klavikulafraktur!
  - Vollnarkose mit Relaxierung.
  - Innere Rotation der vorderen Schultern in den schrägen bzw. queren Durchmesser: Beckenhochlagerung, Eingehen mit 2 Fingern der rechten (I. SL) bzw. der linken Hand (II. SL) am kindlichen Rücken. Druck auf die vordere Skapula, um die Schulterbreite in den queren Durchmesser zu bringen. Eine Hilfsperson unterstützt die Rotation von außen (Abb. 6.27).
  - Entwicklung des hinteren Armes: Eingehen auf der Bauchseite des Kindes mit der rechten (II. SL) bzw. der linken Hand (I. SL). Der hintere Arm des Kindes wird an der Bauch- und Brustwand möglichst weit heruntergewischt, damit flektiert und kann jetzt extrahiert werden. Die Entwicklung des Armes mit der hinteren Schulter erfolgt über die Kreuzbeinhöhle, dadurch Verminderung der Schulterbreite, so dass Entwicklung der vorderen Schulter möglich wird (Abb. 6.28, 6.29).
  - Falls kein Erfolg, erneuter Versuch, die vordere Schulter von außen in den queren Durchmesser zu rotieren.

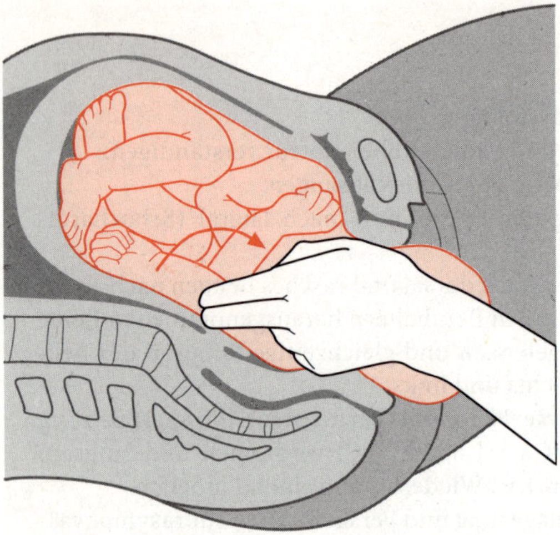

Abb. 6.28. Flexion des hinteren Armes bei hoher Schulterdystokie

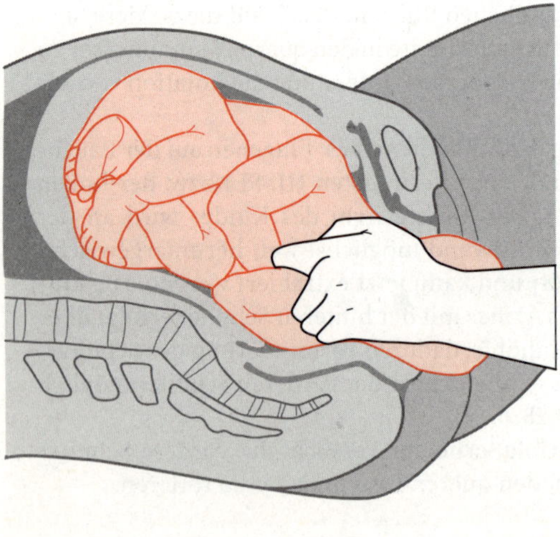

Abb. 6.29. Extraktion des hinteren Armes bei hoher Schulterdystokie

  - Zavanelli-Manöver als ultima ratio: Der schon geborene Kopf wird unter i. v. -Tokolyse und extremer Beckenhochlagerung in den Geburtskanal gedrängt und das Kind anschließend durch Sectio caesarea entwickelt.
- Tiefe Schulterdystokie:
  - Anästhesist und Pädiater über Notruf verständigen.
  - Mund und Nase des Kindes absaugen.
  - Erweiterung der Episiotomie nach lateral.
  - Überstrecken nach dorsal und rasches Beugen nach abdominal der aus den Beinhaltern herausgenommenen Beine in den Hüftgelenken und gleichzeitige Rotation des Beckens nach rechts und links.
  - Vollnarkose mit Relaxierung.
  - Die Schultern werden mit der eingeführten Hand in den *geraden Durchmesser* gebracht. Sodann Zug am kindlichen Kopf durch Druck auf den Fundus uteri unterstützen.

! Genaueste Dokumentation der geburtshilflichen Maßnahmen, insbesondere bei der hohen Schulterdystokie!

6.11 Tokolyse

Definition

Hemmung der Wehentätigkeit durch Gabe von uterusrelaxierenden Mitteln. Man unterscheidet:
- Notfalltokolyse (Akuttokolyse) und
- Tokolyse (Langzeittokolyse).

Indikation

- Notfalltokolyse: Intrauterine Asphyxie, drohende Uterusruptur, Nabelschnurvorfall, Überbrückung bis zur sekundären Sectio caesarea, hohe Schulterdystokie.
- Tokolyse: Drohende Frühgeburt (24.–34. SSW), Wendungsoperation.

Kontraindikation

Man unterscheidet absolute und relative Kontraindikationen:

- Absolute Kontraindikation: Herzvitium, Kardiomyopathie, Myokarditis, pulmonale Hypertonie, schwere Bronchitis, Pneumonie, Niereninsuffizienz, Ileussymptomatik, Glaukom, Amnioninfektionssyndrom, schwere Blutung bei Placenta praevia, schwere Hyperthyreose, Hyperkalzämie.
- Relative Kontraindikation: Herzrhythmusstörung, Hypertonie, Hypotonie, Hypokaliämie, Diabetes mellitus, entzündliche Erkrankungen unterschiedlicher Genese, chronische Plazentainsuffizienz.

Diagnostik und Überwachung

Folgende Untersuchungen sind notwendig:

- RR, Puls und Atemfrequenz,
- EKG (s. Abb. 2.4),
- CTG,
- Bilanzierung Ein- und Ausfuhr (Gewicht!),
- Körpertemperatur und
- Labor: BB, GOT, GPT, LDH, Bilirubin, Elektrolyte (Kalium!), Harnstoff, Kreatinin, Gerinnungsstatus (Quick, PTT, PTZ, Thrombozyten).

Durchführung

Notfalltokolyse und Tokolyse unterscheiden sich folgendermaßen:

- Notfalltokolyse: Fenoterol (Partusisten® intrapartal) 25 μg (1 Amp.) mit 4 ml 0,9 % NaCl verdünnen und langsam über 2–3 Min. i. v., Wiederholung einmal möglich.
- Tokolyse: Fenoterol (Partusisten®) 2 mg (4 Amp.) und Magnesiumsulfat (Mg-5-Sulfat Amp. 50 % entspricht 5 g/10 ml) 20 g (4 Amp.) auf 500 ml 0,9 % NaCl über Perfusor 15–45 ml/h (1–3 μg/Min.) i. v., Dosierung nach Wirkung.

Nebenwirkung

Als Nebenwirkung können auftreten:
- Übelkeit, Schwindel, Kopfschmerz, Unruhe, Angstgefühl, Tremor,
- Tachykardie, Extrasystolie,
- Dyspnoe,
- Oligurie (Gewicht!) und
- Erhöhung der Leberwerte.

! **Lungenödem unter Tokolyse ist die gefährlichste Komplikation.**

6.12 Anwendung von Prostaglandinen

Indikation

Als Notfallindikation für die Anwendung von Prostaglandinen kommen vor:
- Schwere Uterusperforation (s. Kap. 3.2) zur Reduktion der Blutung durch Uterustonisierung.
- Abort mit starker Blutung (s. Kap. 4.1) zur intra- und postoperativen Uterustonisierung.
- Septischer Abort (s. Kap. 4.1) zur Weheninduktion und postoperativen Uterustonisierung.
- Blasenmole mit starker Blutung (s.Kap. 4.3) zur intra- und postoperativen Uterustonisierung.
- Intrauteriner Fruchttod (s. Kap. 4.10) zur Zervixreifung und Weheninduktion.
- Atonische Nachblutung (s. Kap. 5.10) zum Sistieren der Blutung durch Uterustonisierung.

Kontraindikation

Prostaglandinallergie, Status asthmaticus, Glaukom, Thyreotoxikose, Colitis ulcerosa, Epilepsie.

Therapie

Die Therapie unterscheidet sich je nach Indikation:

- Schwere Uterusperforation: Sulproston (Nalador®-500) 500 μg (1 Amp.) auf 250 ml 0,9 % NaCl über Perfusor 120–500 ml/h (5–17 μg/Min.) i. v. .
- Abort mit starker Blutung: Sulproston (Nalador®-500) 500 μg (1 Amp.) auf 250 ml 0,9 % NaCl über Perfusor 50–500 ml/h (2–17 μg/Min.) i. v. intra- bzw. postoperativ, Dosierung nach Wirkung (max. 1500 μg/24 h).
- Septischer Abort: Sulproston (Nalador®-500) 500 μg (1 Amp.) auf 250 ml 0,9 % NaCl über Perfusor 50–250 ml/h (2–8 μg/Min.) i. v. .
- Blasenmole mit starker Blutung: Sulproston (Nalador®-500) 500 μg (1 Amp.) auf 250 ml 0,9 % NaCl über Perfusor 50–250 ml/h (2–8 μg/Min.) i. v. intra- bzw. postoperativ, Dosierung nach Wirkung.
- Intrauteriner Fruchttod:
  - Zervixreifung: Gemeprost (Cergem®) 1 mg Vaginaltablette alle 3–6 h (max. 5 mg/24 h).
  - Weheninduktion: 6–8 h nach Gemeprost (Cergem®) Gabe von Sulproston (Nalador®-500) 500 μg (1 Amp.) auf 250 ml 0,9 % NaCl über Perfusor 50–250 ml/h (2–8 μg/Min.) i. v. .
- Atonische Nachblutung:
  - Sulproston (Nalador®-500) 500 μg (1 Amp.) auf 250 ml 0,9 % NaCl über Perfusor 250–500 ml/h (8–17 μg/Min.) i. v., kurzfristige Steigerung bis auf 1000 ml/h (34 μg/Min.) möglich, danach Dosierung nach Wirkung (max. 1500 μg/24 h).
  - Intrakavitäre PG-Tamponade: $PGF_{2\alpha}$ (Minprostin®) 5 mg (1 Amp.) 19 ml 0,9 % NaCl verdünnen und damit getränkte Tamponade in des Uteruskavum einbringen (max. 10 mg $PGF_{2\alpha}$).

Nebenwirkungen

Übelkeit, Benommenheit, Ober- und Mittelbauchspasmen, Bronchospasmus, pulmonale Hypertonie, Bradykardie, Kreislaufkollaps, sehr selten anaphylaktische Reaktion.

6.13 Lokalanästhesie des Dammes

Indikation

Episiotomie, kleiner Labien-, Scheiden- und Dammriss.

Technik

- Material: Injektionskanüle 20–22 G, 10 ml Spritze, 10 ml 1%iges Lidocain, Desinfektionsspray, sterile Handschuhe.
- Durchführung: Der Damm wird von der hinteren Kommissur aus in Richtung der geplanten Episiotomie breitflächig infiltriert (Abb. 6.30).

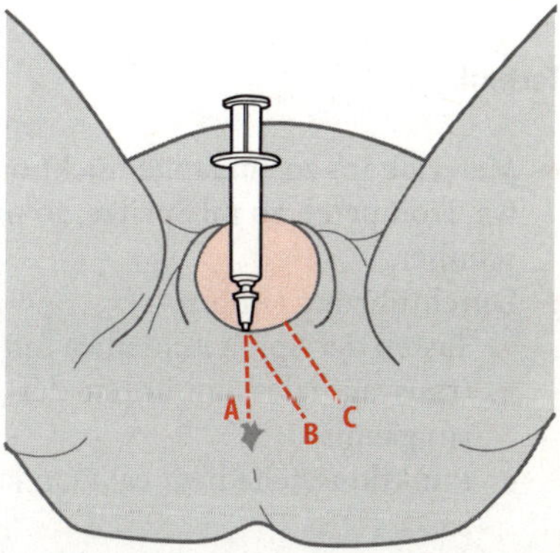

Abb. 6.30. Lokalanästhesie des Dammes. *A* Mediane Episiotomie. *B* Mediolaterale Episiotomie. *C* Laterale Episiotomie

6.14 Pudendusblockade

Definition

Leitungsblockade des N. pudendus und seiner Endäste (Nn. rectales, Nn. perineales, Nn. labiales). Durch Anästhesie des unteren Scheidendrittels, der Vulva, des Perineums und mit Relaxation der Beckenbodenmuskulatur (M. levator ani) erfolgt eine Schmerzausschaltung in der späten Austreibungsphase.

Indikation

Spontangeburt mit und ohne Episiotomie, Frühgeburt, BEL, vaginal-operative Entbindung, Versorgung von Scheiden-Dammriss.

Technik

- Material: 10–20 cm lange Injektionskanüle mit Führungshülse (Iowa-Trompete), 20 ml Spritze, 20 ml 1 %iges Lidocain, sterile Handschuhe.
- Durchführung (Abb. 6.31):
  - Tasten der Spina ischiadica mit Zeige- und Mittelfinger,
  - transvaginales Einführen der Injektionskanüle über die Führungshülse,
  - Punktionsstelle liegt ca. 1 cm kaudal medial der Spina ischiadica,
  - Durchstechen der Vaginalwand ca. 0,5 cm (Iowa-Trompete mit passender Injektionskanüle limitiert Einstichtiefe),
  - Aspirationsversuch und
  - Injektion von jeweils 10 ml 1 %igem Lidocain auf linker und rechter Seite.

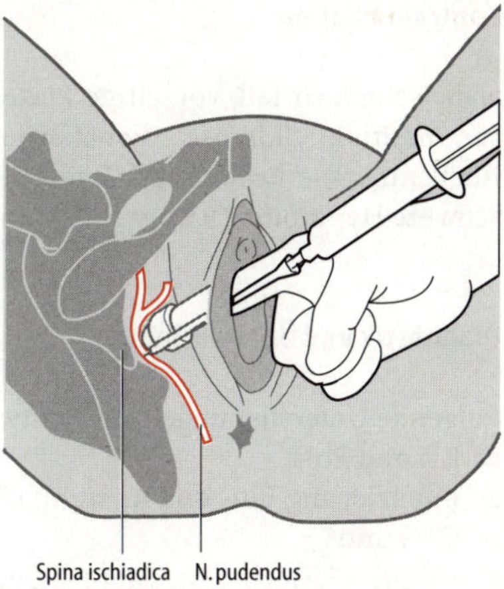

Abb. 6.31. Pudendusblockade

6.15 Periduralanästhesie

Definition

Regionalanästhesie durch Injektion eines Lokalanästhetikums in den Periduralraum des Lendenwirbelkanals, so dass die Rückenmarkssegmente Th6–S3 blockiert werden können. Die Methode kann als Einzelinjektion („single shot") oder als Katheterperiduralanästhesie eingesetzt werden, sie dient der Schmerzausschaltung in der Eröffnungs und Austreibungsperiode.

Indikation

Starker Geburtsschmerz, Frühgeburt, BEL, Gemini, vaginal-operative Eingriffe (VE, Forzeps, instrumentelle Nachtastung), Sectio caesarea, Zervixdystokie, Hypertonie, Asthma bronchiale, Diabetes mellitus, Präeklampsie, Plazentainsuffizienz.

Kontraindikation

Nabelschnurvorfall, vorzeitige Plazentalösung, drohende Uterusruptur, multiple Sklerose, diabetische Polyneuropathie, degenerative Rückenmarkserkrankung, Epilepsie, Sepsis, Gerinnungsstörung, schwere Hypotonie (RRsyst. < 80 mmHg), Volumenmangelschock.

Diagnostik und Überwachung

Folgende Untersuchungen sind notwendig:

- RR und Puls,
- Bilanzierung Ein- und Ausfuhr, Diurese > 40 ml/h erforderlich,
- CTG und
- Labor: BB, Gerinnungsstatus (Quick, PTT, PTZ, Thrombozyten).

Technik

- Material: Tuohy-Nadel 18 G, Periduralkatheter, 2 ml-, 5 ml-, 10 ml Spritzen, Drehkonnektor, 22 μ Millpore-Bakterienfilter, Injektionskanülen 18–22 G, Tupfer, 0,125–0,5 %iges Bupivacain, 1 %iges Mepivacain, Kompressen, steriles Abdecktuch, Verbandsmaterial, sterile Handschuhe, Desinfektionsspray. Notfallausrüstung mit Narkosegerät, Defibrillator, Intubationsset, Notfallmedikamenten.
- Durchführung:
  - Venöser Zugang, großlumige periphere Verweilkanüle, Infusion von 500 ml kristalloider Infusions-Lsg. (Hypotensionsprophylaxe!).
  - Patientin in Linksseitenlage oder aufsitzend im Kreißbett, in beiden Positionen soll Rücken stark nach vorne gekrümmt sein („Katzenbuckel").
  - Großflächige Desinfektion des Rückens und der Punktionsstelle.
  - Punktionsstelle zwischen L2/3 oder L3/4 (Verbindungslinie der beiden Beckenkämme).
  - Lokalanästhesie des Punktionsweges mit 5 ml 1 %igem Mepivacain, fächerförmige Infiltration zwischen den Dornfortsätzen bis zu einer Tiefe von 2–3 cm.

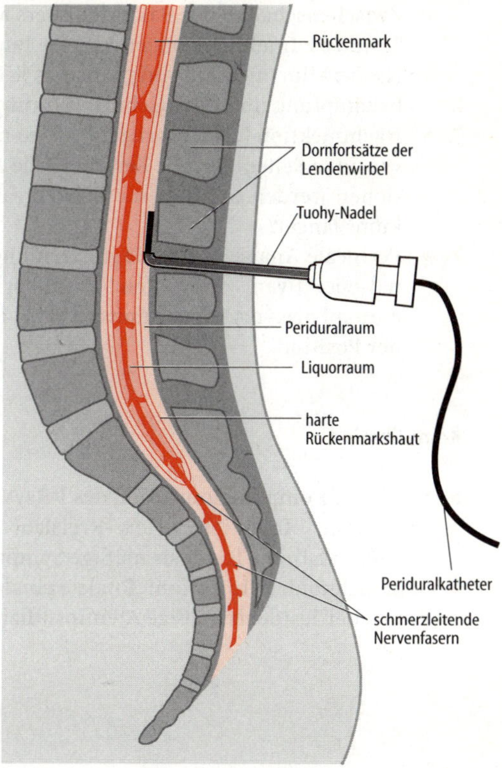

Abb. 6.32. Periduralanästhesie

- Punktion mit Tuohy-Nadel (Schliff der Kanüle zeigt nach lateral), auf die eine mit 0,9 % NaCl gefüllte 5 ml Spritze aufgesetzt ist. Die Identifikation des Periduralraumes erfolgt durch abruptes Nachlassen des Punktionswiderstandes (Widerstandsverlustmethode). Nach Punktion des Periduralraumes wird der Kanülenschliff nach kranial gedreht (Abb. 6.32).
- Einführen des Periduralkatheters max. 4 cm in den Periduralraum.
- Durchspülen des Katheters mit 0,9 % NaCl und Aspirationsversuch (Blut, Liquor?).

- Zwischenschalten des Bakterienfilters an Periduralkatheter.
- Testdosis: Injektion von 2 ml 0,25 % Bupivacain (Carbostesin®).
- Nach 5 Min. Injektion von 10 ml 0,25 % Bupivacain zur Schmerzbekämpfung unter der Geburt, Wirkungsdauer 2–3 h.
- Nachinjektion („Nachspritzen"): 8–10 ml 0,125–0,25 %iges Bupivacain in Seitenlage. Die Zeitintervalle zwischen den Nachinjektionen werden mit höherer Konzentration des Lokalanästhetikums länger.
- Perineale Analgesie für die Austreibungsperiode oder bei vaginal-operativen Eingriffen („Aufspritzen", „Schlussdosis"): 8–10 ml 0,25–0,5 %iges Bupivacain in sitzender oder halbsitzender Position.

Komplikation

- ▶ Häufigste Komplikation: Abfall des RRsyst. $<$100 mmHg!
- ▶ Intravasale Injektion: Herz-Kreislauf-Insuffizienz, zerebraler Krampfanfall, bei Testdosis mäßige Symptomatik.
- ▶ Subarachnoidale Injektion: Totale Spinalanästhesie mit Atemlähmung, bei Testdosis mäßige Ateminsuffizienz.

KAPITEL 7 Notfallversorgung des Neugeborenen

! Der Geburtshelfer ist primär für die Versorgung des Neugeborenen im Kreißsaal verantwortlich. Im Einzelfall muss er die Verantwortung an Neonatologen oder Anästhesisten übertragen.

7.1 Postpartale Asphyxie

Definition

Depression oder Nichteintreten der Vitalfunktionen infolge kardiopulmonaler Insuffizienz. Präpartal durch chronische Plazentainsuffizienz und/oder unter der Geburt durch akute intrauterine Asphyxie (s. Kap. 5.8) bedingt. Angeborene Fehlbildungen des Kindes können ebenfalls eine ätiologische Bedeutung haben.

Man unterscheidet Neugeborene mit:

- Risiko:
  - Kindlich-plazentare Risikofaktoren: Frühgeburt, Mehrlingsgeburt, BEL, Geburtstrauma, vaginal-operative Entbindung, vorzeitige Plazentalösung, sekundäre Sectio caesarea, protrahierte Geburt, echte Übertragung, Nabelschnurvorfall, intrauterine Wachstumsretardierung.
  - Mütterliche Risikofaktoren: Diabetes mellitus, Präeklampsie, HELLP-Syndrom, Nikotin-, Alkohol-, Drogenabusus, Amnioninfektionssyndrom, Uterusruptur, Unfalltrauma.
- Leichte („blaue") Asphyxie:
  - Apgar-Wert 4–6 nach 1 Min.,
  - pH-Wert in der Nabelschnurarterie 7,00–7,20.
- Schwere („weiße") Asphyxie:
  - Apgar-Wert 0–3 nach 1 Min.,
  - pH-Wert in der Nabelschnurarterie <7,00.

Vorbedingung

- Geräte und Instrumente der Reanimationseinheit:
  - Fahrbare Wärmeeinheit mit Absaugpumpe und Beatmungsgerät,

- Laryngoskop (Foregger) mit geradem Spatel (Miller),
- Magill-Zange für Säuglinge,
- Endotrachealtubi (Charr 10, 12, 14, 16 mit gefärbter Spitze und Zentimetereinteilung),
- Absaugkatheter (Charr 4–12),
- Kinderbeatmungsbeutel (Cardiff, Laerdal, Ambu) mit PEEP-Ventil,
- Beatmungsmasken für Neugeborene (Ambu, Laerdal, Bennet, Größe 00 und 0/1),
- 1–10 ml Spritzen,
- Teflon-Injektionskanülen G 22–24,
- Umbilikalgefäßkatheter (Charr 2.5, 3.5, 5, 8 mit Zentimetereinteilung und Röntgenfaden),
- steriles Nabelgefäßkatheterset (Knopfsonden, kleine Klemmen, anatomische und chirurgische Pinzette, große runde Schere, Skalpell, Lochtuch, Nahtmaterial 3/0 atraumatisch, Tupfer, Kompressen),
- Cutasept® F, Octenisept®,
- steriles Verbandsmaterial,
- zwei weiche, trockene und angewärmte Tücher,
- Nabelklemmen,
- sterile Handschuhe und
- eine Stoppuhr.

▶ Medikamente der Reanimationseinheit:
- 100 ml Glucose 5, 10, 20 %-Lsg.,
- 100 ml Biseko®-Lsg.,
- 100 ml NaCl 0,9 %-Lsg.,
- 100 ml Aqua ad iniectabilia,
- 20 ml $NaHCO_3$ 8,4 %-Lsg.,
- Adrenalin (Suprarenin® 1:1000) Amp.,
- Vitamin K (Konakion®) 1 mg Amp.,
- Naloxon (Narcanti® Neonatal) 0,04 mg Amp.,
- Diazepam (Diazepam-Lipuro®) 10 mg Amp. und
- Kalziumglukonat (Calcitrans 10 %) 10 ml Amp..

▶ Pädiater/Neonatologe im Kreißsaal primär zur Geburt:
- Sectio caesarea,
- vaginal-operative Entbindung,
- vaginale BEL,

- Schulterdystokie,
- fetale Azidose (MBU pH <7,25),
- Nabelschnurvorfall,
- Amnioninfektionssyndrom,
- intrauterine Wachstumsretardierung (<2000 g),
- Frühgeburt,
- V.a. Fehlbildungen,
- Diabetes mellitus,
- M. haemolyticus fetalis und
- mekoniumhaltiges Fruchtwasser.

▶ Pädiater/Neonatologe im Kreißsaal sekundär bei postpartalen Störungen:

- Apgar <6 nach 1 Min., pH NA <7,15,
- V.a. Atemnotsyndrom,
- Tachypnoe (AF >60/Min.),
- Zyanose,
- apnoische Phasen,
- klägliches, schwaches Schreien,
- Stöhnen und Knorksen und
- V.a. Sepsis oder Infektion.

! **Sofortmaßnahmen werden durch Klinik, Apgar-Score und pHNA-Wert indiziert.**

Sofortmaßnahmen:

▶ Leichte Asphyxie:

- Freimachen der Atemwege: Rückenlagerung mit leicht überstrecktem Kopf, Mund und Rachen absaugen (Charr 10), Sondierung und Absaugung der Nase (Charr 5 oder 6).
- Abreiben mit Tuch, Beklopfen der Fußsohlen.
- Wärmezufuhr: Abtrocknen, vorgewärmte Tücher, Wärmestrahler, Wärmeschutzfolie.
- Sauerstoff mittels Maske über Gesicht leiten.

- Maskenbeatmung mit Atembeutel: Bei anhaltender Depression des Neugeborenen und fehlender Spontanatmung erfolgen zunächst Sauerstoffzufuhr über Maske (3–6 l/Min.) und 2–3 vorsichtige Beutelstöße als „Entfaltungsbeatmung“. Sodann Überdruck von 25–30 cm H_2O ausüben; Atembeutel muss ein Sicherheitsventil haben, welches Beatmungsdruck auf <30 cm H_2O begrenzt! Zwischendurch nochmals Magen absaugen! Vorsicht bei V.a. Mekoniumaspiration, sofort Intubation und endotracheales Absaugen!
- Wird Neugeborenes nicht in 1–2 Min. rosig und erfolgt keine Spontanatmung kardiopulmonale Reanimation beginnen (s. Kap. 7.2).

▶ Schwere Asphyxie: Kardiopulmonale Reanimation sofort beginnen (s. Kap. 7.2.).

7.2 Kardiopulmonale Reanimation

Indikation

Schwere Asphyxie, schwere Bradykardie (HF < 60/Min.), Asystolie.

! **Die ersten fünf Lebensminuten sind für das Neugeborene entscheidend.**

7.2.1 Intubation und Beatmung

Als Intubationsmethoden sind möglich:

▶ Orotracheale Intubation: Üblicherweise durchgeführt von Geburtshelfern oder Anästhesisten. Für weniger Geübte der sichere Zugang.

▶ Nasotracheale Intubation: Üblicherweise durchgeführt von Neonatologen. Sicherer Tubussitz ist selbst bei Transport gewährleistet.

Die Durchführung ist folgendermaßen:

- Orotracheale Intubation (Abb. 7.1):
  - Neugeborenes in Rückenlage, Schultern durch untergeschobenes Tuch leicht erhöht, Kopf in Mittelstellung oder mit geringer Deflektion.
  - Mund, Rachen und Magen kurz absaugen.
  - Kind mit Maske kurz voroxygenieren.
  - Laryngoskop mit Daumen, Zeige- und Mittelfinger der linken Hand fassen. Der 4. und 5. Finger dieser Hand liegen am Kinn bzw. Drücken auf das Zungenbein des Kindes.
  - Laryngoskopspatel über rechten Mundwinkel einführen, Zunge nach links drängen. Vorsicht, hierbei Zahnleiste nicht verletzen!
  - Laryngoskopspatel vorsichtig vorschieben, so dass Epiglottis sichtbar wird.
  - Epiglottis durch Zug parallel zum Laryngoskopgriff anheben bis Stimmbänder sichtbar werden. Darstellung wird durch Druck auf das Zungenbein erleichtert.
  - Nochmaliges Absaugen, falls Schleim und Mekonium die Sicht behindern.
  - Mit der rechten Hand Endotrachealtubus entsprechender Größe (s. Tabelle 7.1) und mit aufgesetztem Adapter in den Kehlkopfeingang einführen.
  - Daumen und Zeigefinger der rechten Hand halten den Tubus in seiner Position, vorsichtiges Entfernen des Laryngoskops.
  - Anschluss an Sauerstoffzufuhr am besten durch Assistenz.
  - Beatmungsdruck 15–20 cm H_2O, Beatmungsfrequenz 40–60/Min., Verhältnis von Inspirations- zu Exspirationszeit wie 1:1. Bei ungleicher Belüftung der Lungen liegt der Tubus wahrscheinlich in einem Hauptbronchus, dann Tubus leicht zurückziehen.
  - Kontrolle der Beatmung: Thorax hebt sich seitengleich, bei Auskultation sind die Lungen beiderseits belüftet, Kind wird rosig, Anstieg der Herzfrequenz >100/Min..
  - Tubus durch Heftpflasterstreifen fixieren.
  - Intubation nicht gelungen: Erneuter Intubationsversuch nach zwischenzeitlicher Maskenbeatmung.
- Nasotracheale Intubation:
  - Lagerung entsprechend orotrachealer Intubation.
  - Tubus anfeuchten oder mit Silikonspray versehen.

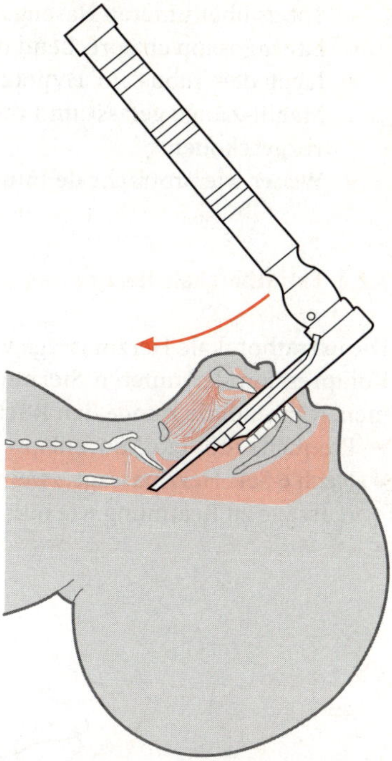

Abb. 7.1. Technik der orotrachealen Intubation

Tabelle 7.1. Auswahl des richtigen Endotrachealtubus und Absaugkatheters

Geburtsgewicht	SSW	Tubusgröße in mm	Tubuslänge in cm	Absaugkatheter in Charr
<750	<26	2,0	7,0–7,5	4
750–1500	26–29	2,5	7,5–9,0	5
1500–3000	30–36	3,0	9,0–11,0	6
>3000	>36	3,5	11,0–12,0	8

- Tubus über unteren Nasengang (am größten) vorschieben.
- Laryngoskop entsprechend orotrachealer Intubation einführen.
- Liegt der Tubus im Hypopharynx, wird seine Spitze mit der Magill-Zange gefasst und durch die Stimmritze in die Trachea vorgeschoben.
- Weiter wie orotracheale Intubation (s. o.).

7.2.2 Extrathorakale Herzmassage

Die extrathorakale Herzmassage wird folgendermaßen durchgeführt: Kompression der unteren Sternumhälfte um 2 cm mit beiden Daumen, während die Hände den Rücken umgreifen (Abb. 7.2).

- ▶ Frequenz 100–120/Min. entsprechend 2 Kompressionen/Sek.!
- ▶ Nach 6 Sek. Herzmassage, zweimal Beatmung. Verhältnis von Herzmassage zu Beatmung wie 6:1!

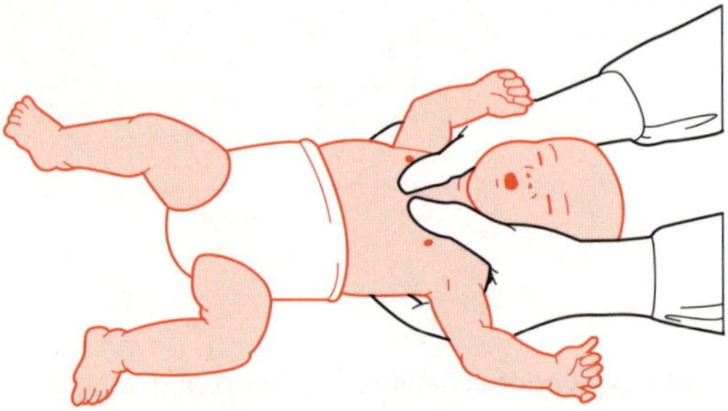

Abb. 7.2. Extrathorakale Herzmassage

7.2.3 Medikamente zur Reanimation

Siehe Tabelle 7.2.

Tabelle 7.2. Indikationen für wichtige Medikamente zur Reanimation des Neugeborenen

Indikation	Medikament	Dosierung
Volumenmangelschock	Serumprotein-Lsg. (Biseko®-Lsg.)	Mit Glukose 10% (2:1) verdünnen, 5 ml/kgKG/h i. v.
Hypoglykämie	Glukose 10% (100 ml entsprechen 11 g)	3 ml/kgKG/h, max. 7 g/kgKG/24 h
Fetopathia diabetica	Glukose 10% (100 ml entsprechen 11 g)	5 ml/kgKG/h, max. 10 g/kgKG/24 h
Asystolie/Bradykardie (HF <60/Min.)	Adrenalin (Suprarenin® 1:1000)	Mit 9 ml 0,9% NaCl (1:10) verdünnen, 0,3 ml/kgKG endotracheal, 2- bis 3mal wiederholbar
Metabolische Azidose pH NA <7,10, BE –20 mmol/l	$NaHCO_3$ 8,4% (1 mval entspricht 1 ml)	BE×kgKG×0,3 ergibt ml $NaHCO_3$ mit Glukose 5% (1:1) über Perfusor i. v.
Opiatabusus der Mutter, Atemdepression	Naloxon (Narcanti® Neonatal) (0,04 mg entsprechen 2 ml)	0,1 mg/kgKG i. v. alle 2–3 Min., Dosierung nach Wirkung
Postasphyktische Kinder, Frühgeburten	Vitamin K (Konakion®)	0,2 mg i. m./s. c.
Neugeborenenkrämpfe	Diazepam (Diazepam-Lipuro®)	1–2 mg/kgKG i. v., Wiederholung bis zum Sistieren der Krämpfe

7.2.4 Nabelvenenkatheter

Prinzip

Einführung eines Katheters über Nabelvene und Ductus venosus Arantii bis in die untere Hohlvene. Bei der Notfallversorgung durch den Geburtshelfer sollte der Nabelvenenkatheter nicht bis in die V. cava inferior vorgeschoben werden, sondern peripherer verbleiben, um eine Fehlpositionierung im Pfortadergebiet zu vermeiden. Inkorrekte Lage des Nabelvenenkatheters im Pfortadergebiet kann Nekrosen und Thrombosen nach Applikation von Natriumbikarbonat zur Folge haben!

Indikation

Postpartale Asphyxie, Volumenmangelschock, kardiopulmonale Reanimation, Frühgeborene <1500 g, Fetopathia diabetica.

Durchführung

Das Legen eines Nabelvenenkatheters geschieht folgendermaßen:

- Nabelschnurstumpf mit Klemme oder Pinzette anheben.
- Desinfektion des Nabelschnurstumpfes und des umliegenden Abdomens, Abdecken mit Lochtuch.
- Nabelschnurstumpf etwa 1 cm oberhalb der Abdominalwand glatt durchtrennen.
- Nochmalige Desinfektion des Operationsgebietes.
- Aufsuchen der Nabelvene: Nabelschnurstumpf mit 2 Pinzetten entfalten; Nabelvene ist das Gefäß mit dem größten Lumen, relativ dünnwandig, im kranialen Bereich der Nabelschnur (zwischen 11 und 2 Uhr) gelegen.
- Nabelvene sondieren, Thromben mittels Pinzette entfernen, Nabelschnurstumpf mit Pinzette leicht nach kaudal ziehen, Darstellung des Venenverlaufs mittels Knopfsonde unter nach kranial gerichteten Einführwinkel von ca. 60°.

Tabelle 7.3. Einführlängen von Nabelvenenkathetern entsprechend Kindsgewicht

Gewichtsklasse in g	Einführlänge in cm
<1000	6
1000–1500	7
1500–2000	8
2000–2500	9
>2500	10–12

- Unter Beibehaltung des Zuges an der Nabelschnur Einführung des mit 0,9% NaCl gefüllten Nabelvenenkatheters (Charr 5–8) bis unter leichter Aspiration Blut gewonnen werden kann. Korrekte Katheterlage 1 cm oberhalb des Zwerchfells, Einführlänge abhängig vom Kindsgewicht (Tabelle 7.3)

Komplikationen

Fehllage im Pfortadergebiet, Thrombenbildung, Infektion, Perforation ins Leberparenchym, portale Hypertension.

7.3 Indikationen zur Intensivversorgung von Neugeborenen

Indikationen zur Verlegung von Neugeborenen auf die Neonatologie sind:

- Kinder nach Reanimation wegen schwerer Asphyxie,
- Atemnotsyndrom,
- Anämie (Hkt <40%),
- Fetopathia diabetica,
- Infektionsverdacht (Fieber >37,5°C), Sepsis,
- Frühgeburtlichkeit,
- Untergewicht <2000 g,

- Apnoe,
- Krampfneigung oder Krämpfe,
- Missbildungen,
- Kinder rauschgiftsüchtiger Mütter,
- protrahierte Azidose (pH <7,25 bis 2 h postpartal),
- protrahierte Unterkühlung (<36 °C),
- protrahierte Zyanose und
- persistierende Hypoglykämie.

Literatur

Beck L, Bender HG (1996) Intra- und postoperative Komplikationen in der Gynäkologie und Geburtshilfe. 2. Aufl. Thieme, Stuttgart, New York

Dick W, Friedberg V, Lanz E (1988) Geburtshilfliche Regionalanästhesie. Wissenschaftliche Verlagsgesellschaft, Stuttgart

Diedrich K (2000) Gynäkologie und Geburtshilfe. Springer, Berlin, Heidelberg, New York

Doeffinger J, Jesch F (1998) Intensivmedizinisches Notizbuch. 2. Aufl. Wissenschaftliche Verlagsabteilung, Deutsche Abbot, Wiesbaden

Glatthaar E, Benz J (1990) Checkliste Gynäkologie. 4. Aufl. Thieme, Stuttgart, New York

Goerke K, Steller J, Valet A (1997) Klinikleitfaden Gynäkologie Geburtshilfe. 4. Aufl. Fischer, Ulm, Stuttgart, Jena, Lübeck

Heller L (1974) Notfälle in Gynäkologie und Geburtshilfe. 2. Aufl. Thieme, Stuttgart, New York

Martius H (1978) Geburtshilfliche Operationen. 12. Aufl. Thieme, Stuttgart, New York

Pfleiderer A, Breckwoldt M, Martius G (2000) Gynäkologie und Geburtshilfe. 3. Aufl. Thieme, Stuttgart, New York

Pschyrembel W, Dudenhausen JW (1991) Praktische Geburtshilfe. 17. Aufl. de Gruyter, Berlin, New York

Pschyrembel W, Strauss G, Petri E (1990) Praktische Gynäkologie, 5. Aufl. de Gruyter, Berlin, New York

Rath W, Heilmann L (1999) Gerinnungsstörungen in Gynäkologie und Geburtshilfe. Thieme, Stuttgart, New York

Schneider A, Schneider V, Schlunck G (1997) Geburtshilfefibel. 2. Aufl. Springer, Berlin, Heidelberg, New York

Schuster HP, Pop T, Weilemann LS (1983) Checkliste Intensivmedizin. Thieme, Stuttgart, New York

Sefrin P (1991) Notfalltherapie im Rettungsdienst. 5. Aufl. Urban & Schwarzenberg, München, Wien, Baltimore

Sirtl C, Jesch F (1986) Anästhesiologisches Notizbuch. Wissenschaftliche Verlagsabteilung, Deutsche Abbot, Wiesbaden

Sachverzeichnis

A

B

C

D

G

I

J

K

L

P

S